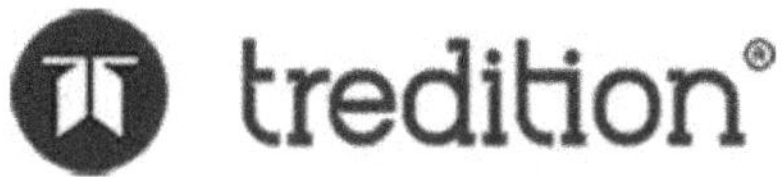

AF496833

RAUCHEN ADE!

Nicht-Raucher werden, die bewährte Heilpraktiker-Methode

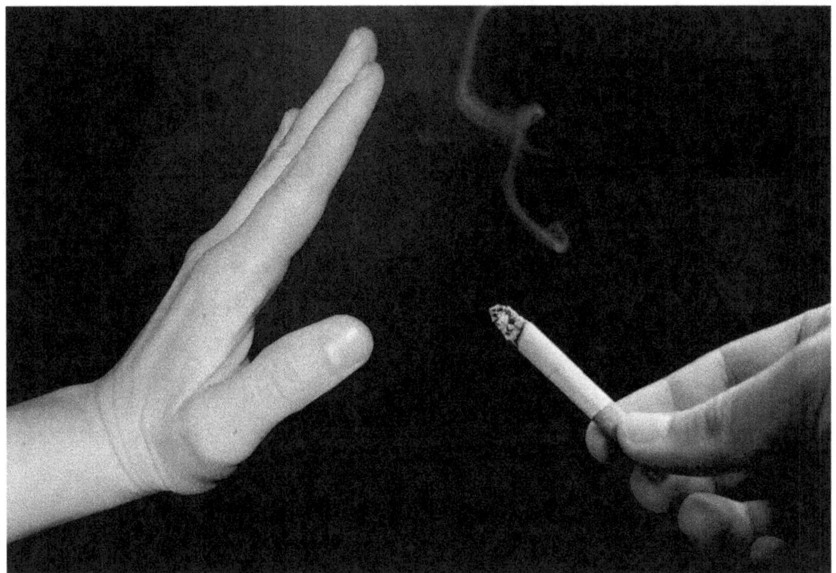

Arnold H. Lanz, CH-1700 Fribourg

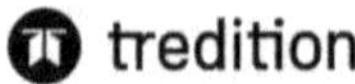 tredition

Druck und Distribution im Auftrag des Autors:
tredition GmbH, Heinz-Beusen-Stieg 5, 22926 Ahrensburg, Germany

ISBN
Paperback   978- 3-384-40679-8copy
Hardcover   978- 3-384-40680-4copy
e-Book   978- 3-384-40681-1

Inhaltsverzeichnis

An meine Leserinnen

In diesem Manuskript verwende ich aus Rücksicht auf gute Lesbarkeit die maskuline Form. Bitte sehen Sie dies nicht als Geringschätzung Ihrer Person oder des weiblichen Geschlechts. Ich möchte unter der Bezeichnung Leser, Raucher, Nichtraucher usw. immer auch die Raucherinnen, Leserinnen usw. verstanden wissen. Besten Dank für Ihr Verständnis.

Vorwort

Raucher sind Opfer.

Die allermeisten Raucher haben mehrmals in ihrem Leben versucht das Rauchen aufzugeben, haben es aber nicht geschafft. Die Angewohnheit, zu rauchen, ist so perfide und hinterhältig, dass die meisten Menschen jemanden brauchen, der ihnen den Weg heraus aus der Sucht zeigt.

Werden die wirklichen Zusammenhänge erst einmal erkannt, ist es mit einer durchdachten und erprobten Methode ganz leicht, das Rauchen aufzugeben.

Deshalb umreisse ich im ersten Kapitel des Buches das Umfeld des Rauchers. Dabei versuche ich, mich so knapp und kurz wie möglich zu fassen, denn es geht mir nicht darum, dich zu verdammen oder dich tiefer und tiefer in deine Abhängigkeit hineinzuführen oder (zusätzliche) Schuldgefühle zu wecken.

Das Schwergewicht des Buches liegt vielmehr auf der Beschreibung der in Beratungen und Seminaren erprobten Methode der Raucherentwöhnung, die ich ab dem zweiten Kapitel vorstelle.

Meine Methode ist einfach, ausgewogen und unproblematisch in der Anwendung. Du kannst damit jederzeit loslegen. Sie ist nicht nur natürlich, sondern eine Wohltat für den Organismus, denn er kann die suchtbildenden Giftstoffe loswerden. Durch ihre Natürlichkeit und durch die Tatsache, dass sie ganzheitlich ist und wirkt, ist sie auch äusserst erfolgreich, denn sie spricht jeden Menschen umfassend an.

Raucher sind Opfer. Das kann man nicht oft genug betonen. Sie werden nach allen Regeln der Kunst verführt, gegängelt und dann über Jahre ausgenommen, um nicht zu sagen ausgeplündert.

Höchste Zeit also, der Wahrheit Licht zu verschaffen. Denn eine Tatsache ist unverrückbar wahr: Nichtraucher zu werden, ist simpel einfach. Ich zeige dir, wie.

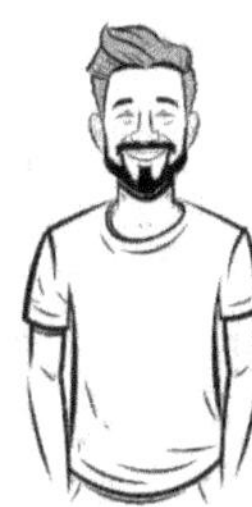

Gestatte mir, mich vorzustellen: Ich bin Cleany, der siegreiche Strahlemann. Nein, ich war nicht immer auf der Sonnenseite des Lebens; obwohl ich dachte, ich wäre es. Aber in Wahrheit saß ich tief drinnen in der Tinte. Ich hatte ein Rasseln auf der Lunge, fühlte mich ständig müde, mürrisch und lebensüberdrüssig. Ich konnte keine einzige Stunde ohne Zigaretten leben. Ich glaubte, die Zigaretten gäben mir Halt und Freude. Wenn sie mir mal ausgingen, hatte ich panische Angst. Ich habe mir mehrmals meine Pfoten an Zigaretten verbrannt, weil ich mir eine ansteckte und sie zum Mund führte, obwohl dort bereits eine brannte.

Ja, ich habe verschiedentlich versucht, mir das Rauchen abzugewöhnen. Aber ich habe es nie geschafft. Tief in meinem Innersten war ich unruhig, unglücklich und besorgt. Gegen außen zeigte ich das natürlich keineswegs. Da gab ich mich als Held.

Die hier vorgestellte Methode ist gut ...

Sie ist sogar so gut, dass ich mich entschloss, meine eigenen Erfahrungen mit einzuflechten.

Der Autor behauptet zwar, dank seinen Empfehlungen wirst du es schaffen. Glaub mir, du wirst es schaffen, weil ich als Praktiker meinen Senf dazu gebe. Das garantiere ich dir als siegreicher Strahlemann.

Wenn ich es geschafft habe, dann schaffst du es erst recht.
(Vorwort 2)

Um es gleich zu Beginn zu sagen: Ich bin heute Nichtraucher aus Überzeugung. Ich war es aber nicht immer. Ich habe das Rauchen in der Jugend fleißig eingeübt, wie wohl jeder Junge, der etwas auf sich hielt. Von der ersten Zigarette wurde mir, wie allen anderen Beginnern auch, übel. Das allein hätte mich nicht abgehalten, denn der Drang, dazuzugehören und erwachsen zu scheinen, war damals weit größer als der Husten und der Brechreiz. Dass ich nicht jahrelang rauchte, verdanke ich einem Arbeitskollegen, der für mich ein Vorbild war. Er war nicht nur ein wirklicher Könner in seinem Fach, sondern auch geduldig und hilfsbereit. Ich fühlte mich bei ihm wohl. Ich wurde, obwohl sehr jung, für voll genommen, und er verstand es, mich zu motivieren. Als er mich beim Rauchen erwischte, nahm er mir die Zigaretten weg und setzte mir die Folgen des Rauchens ausführlich vor Augen. Als er mich am nächsten Tag wieder erwischte, hat er mir die Zigaretten erneut weggenommen, sie wütend zerstampft und mich danach windelweich geprügelt – und dabei heftig geweint.

Einen so großen, starken und erfahrenen Mann hilflos weinen zu sehen, hat mich im wahrsten Sinn des Wortes umgehauen. Ich begriff, dass er mich mochte und dass er sich ehrlich Sorgen um meine Gesundheit machte. Ich ging heim und warf auch Pfeife und Tabak, die ich wie Statussymbole pflegte, weg und habe von diesem Tag an nie mehr geraucht.

Vielleicht denkst du jetzt, dass ich es leicht hatte, vom Rauchen wegzukommen, da ich ja nicht so tief im Sumpf steckte. Mein Nikotinspiegel war vermutlich nicht so hoch wie der eines jahrelangen gewohnheitsmäßigen Kettenrauchers – trotzdem ist es eine Tatsache, dass bereits eine einzige Zigarette ausreichen kann, die Abhängigkeit zu begründen.

Dass ich mich entschloss, dieses Buch zu schreiben, hat aber noch einen anderen Grund. Ich habe nämlich eine andere Sucht überwunden, die mindestens so schwer und hartnäckig ist wie die Gewohnheit, zu rauchen. Ich habe mich selbst von einer sogenannt unheilbaren Krankheit geheilt. Zwischen dieser Krankheit und dem Rauchen bestehen Verbindungen, insbesondere die Tatsache, dass mein Organismus durch die fortgesetzte Einnahme von Medikamenten genauso belastet war wie der eines Rauchers. Mein Organismus gierte nach immer noch einem zusätzlichen Schub Medikament. Dass diese Sucht an Schmerzen gekoppelt war, machte die Sache erst richtig kompliziert und undurchsichtig. Ich habe während Jahrzehnten verzweifelt versucht, von meinem Leiden loszukommen. Ich habe dafür meinen Beruf aufgegeben.

Ich habe mich eingehend mit Anatomie, Psychologie und Theologie auseinandergesetzt. Ich habe mich zum Naturarzt ausgebildet. Ich habe mein Leben mehrmals völlig umgekrempelt, die Ernährung umgestellt und verschiedenste Sportarten versucht. Ich habe Hunderte, wenn nicht Tausende von Behandlungen, Geräten, Kuren, Techniken und Methoden über mich ergehen lassen oder aktiv ausprobiert. Ich habe mich kasteit und Exerzitien befolgt. Ich bin Glaubensorden beigetreten, habe spirituelle Methoden befolgt und mich intensiv in Esoterik vertieft. Ich habe verzweifelt gesucht, geforscht und experimentiert. In all dieser Zeit hatte ich auch immer und immer wieder Phasen, in denen ich völlig niedergeschlagen und ratlos war. Solche depressiven Anwandlungen kamen so regelmäßig wie das Amen in der Kirche und zwar immer dann, wenn ich erkannte, dass die neue, ach so hochgelobte Methode, die ich gerade eifrig ausprobierte, wiederum nichts brachte – außer eben Frust, Hoffnungslosigkeit und tiefe Verzweiflung. Ich lag im Bett, von unsagbar heftigen Schmerzen gepeinigt und wollte nur noch sterben. Ich habe mehrmals ernsthaft überlegt, mir das Leben zu nehmen.

Meine Sucht hat meine erste Ehe zerstört und mich innerlich so zermürbt und zerrüttet, dass ich tief psychisch krank war und begann, mich in meinem Wesen zu verändern. Ich war auf dem besten Weg, mich völlig aufzugeben und definitiv in abgrundlose Depression zu versinken.

Aus all dem habe ich mich Schritt um Schritt in jahrelanger Mühe herausgearbeitet. Ich habe in anstrengender Kleinarbeit, mit Hartnäckigkeit und Zähigkeit eine Wahrheit um die andere erkämpft und erlitten – und den endgültigen Durchbruch doch nicht geschafft. Dabei lag er all die Zeit zum Greifen nahe vor mir. Als ich diesen einen Punkt schließlich erkannte, befreite ich mich von meiner Sucht von einer Minute auf die andere, quasi mit einem Fingerschnippen. Rückblickend staune ich immer wieder, wie vernagelt und verbohrt ich jahrzehntelang in meinem Jammertal litt, unfähig, die Zusammenhänge richtig zu durchschauen. Die Erlösung selbst erlebte ich als spielerisch einfach und völlig natürlich. Ich legte meine alte Gewohnheit genau so einfach ab, wie ich abends die den ganzen Tag getragene, schmutzige Wäsche ausziehe.

So erstaunlich das klingen mag, ich hatte keinerlei Entzugserscheinungen und erst recht keine Sehnsucht nach meiner alten abgetragenen schmutzigen Gewohnheit. Ich wurde nie rückfällig. Das ist wirklich sehr erstaunlich, denn meine Medikamente haben, medizinisch gesehen, ein weit höheres Suchtpotential als Nikotin. Wenn ich mich von meiner grässlichen, selbstzerstörerischen Sucht befreien konnte, dann kannst du das Rauchen erst recht loswerden. Garantiert.

Kapitel 1: Rauchen

RAUCHEN UND WAS DABEI RAUSKOMMT

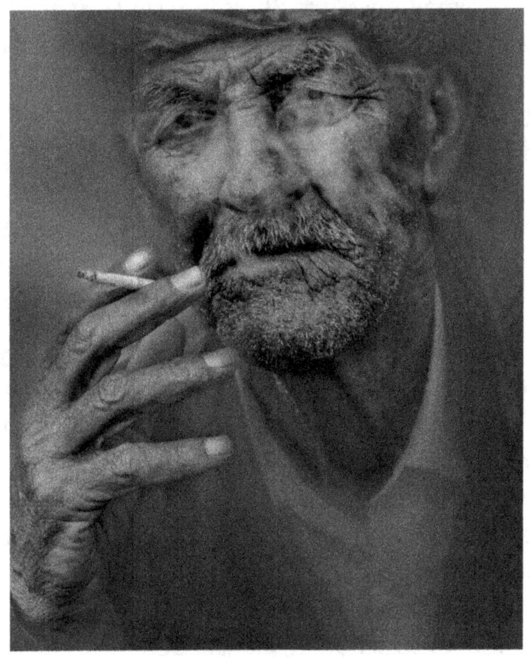

Rauchen ist giftig.
Rauchen macht krank.
Rauchen zerstört die Psyche.
Rauchen ist gemeingefährlich.
Warum rauchen die Raucher trotzdem?
Warum beginnen Raucher zu rauchen?
Wie werden Raucher bei der Stange gehalten?
Warum hören Raucher nicht auf zu rauchen?
Rauchen ist eine Flucht.
Rauchen ist ein Selbstgefängnis.
Du kannst viel gewinnen.

1. Rauchen

1.1 Rauchen ist giftig

Nikotin, Arsen, Formaldehyd und Blausäure sind nur ein kleiner Auszug aus den beinahe 2'000 chemischen Substanzen, die beim Rauchen entstehen. Was der Raucher mit jedem Atemzug einatmet, ist ein hochgiftiger Cocktail chemischer Substanzen, die den Organismus nachhaltig schädigen. Und zwar vom ersten Nikotin-Atemzug an. Gleichzeitig ist jede Zigarette auch eine Bedrohung für die Umwelt, denn viele Millionen Kippen landen täglich im Strassengraben oder im Abwasser und verschmutzen damit unser Wasser und verseuchen die Umwelt. Das Rauchen hat viel zur allgemeinen Vergiftung unserer Umwelt beigetragen.

Es gibt viele Menschen, die ärgern sich über Hundekot auf dem Gehsteig oder in Grünanlagen. In der Schweiz wurde deshalb vor Jahren eine Kot-Aufnahmepflicht für Hundehalter eingeführt. Recht so, werden Sie denken, denn Hundekot ist wirklich ein Ärgernis. Trotzdem ist da ein Punkt: Hundekot ist natürlich und biologisch abbaubar. Zigaretten-Kippen aber sind giftig und verrotten nur sehr, sehr langsam. Warum bloss ekeln wir uns vor Zigaretten-Kippen weniger als vor Hunde-Kot? Etwa, weil sie in so schönen, glänzenden, farbigen Verpackungen daherkommen?

Wie giftig Nikotin wirklich ist, geht aus der Tatsache hervor, dass es zur Herstellung von Insektenvertilgungsmitteln eingesetzt wird bzw. wurde.

Es ist nicht so, dass offizielle Stellen dem Tabakmissbrauch tatenlos zusehen. Es gibt Aufklärungskampagnen, Werbeverbote und drastische Verpackungs-Aufschriften. Aber viele dieser Massnahmen verpuffen wirkungslos. Ein Grund dafür ist die Halbherzigkeit. Warum sind Zigaretten, Zigarren und Tabak nicht längst verboten, wenn sie doch giftig sind? Die Antwort ist einfach: Die öffentliche Hand verdient - in Form von Steuern – Geld daran. Und zwar horrende Summen. Die Wahrheit muss wohl so gesehen werden: Die Politik mag die Steuereinnahmen nicht verlieren. Dafür werden selbst grosse Gesundheitsschäden der Raucher in Kauf genommen. Über die kontinuierlich steigenden Krankenkassenprämien wird zwar viel gesprochen, aber letztlich wenig Substantielles dagegen getan. Man würde sich ja sonst ins eigene Fleisch schneiden. Diese ganze Problematik gehört zur Halbherzigkeit der Politik.

Wie giftig die Droge Nikotin wirklich ist, geht aus Todesfallstatistiken hervor. An Nikotin sterben in der Schweiz jährlich rund 10'500 Personen[1]. Diese offizielle Zahl ist zu erhöhen um all jene Todesfälle, in denen Nikotin nicht die Hauptrolle, sehr wohl aber eine wesentliche Nebenrolle spielt. So etwa Bluthochdruck, Arteriosklerose, Thrombosen, Angina, Bronchitis usw. Vergleichen wir Nikotin für einen Augenblick mit Drogen. Gegen Drogen wird mit enormem Aufwand, mit riesiger Publizität und einem Heer von Polizisten und Spezialisten vorgegangen. An Drogen starben im Jahr 1997 in der Schweiz 241 Menschen. Das ist an sich natürlich tragisch, nimmt sich aber im Vergleich zur Seuche Nikotin nachgerade lächerlich aus. Angesichts solcher Zahlen fragt man sich kopfschüttelnd, weshalb Nikotin legalisiert bleibt.

Die Tragik des Nikotins geht aber noch weiter. Jeder Raucher vergiftet nicht nur sich selbst, sondern auch alle jene, die in den „Genuss" seines Qualms kommen. Ob Aktiv- oder Passiv-Raucher: Rauch enthält eine ganze Reihe giftiger Substanzen, die mit dem freiwilligen oder aufgezwungenen Einatmen aufgenommen werden. Und zwar mit jedem einzelnen Atemzug.

Wie unnatürlich diese Substanzen sind, ist bei Nichtrauchern und Kindern festzustellen. Eingenebelt in den Qualm eines Rauchers, müssen sie unweigerlich husten. Husten ist eine natürliche Abwehrreaktion des Organismus, um unnatürliche Substanzen in der Atemluft umgehend wieder loszuwerden. Wer jetzt glaubt, Raucher wären gegen die Gifteinwirkung immun, täuscht sich.

---

[1] Alle Zahlen aus dem Jahr 2008

<table>
<tr><td>Beispiel</td><td>

Heute haben wir gesetzliche Regelungen, doch etliche Jahre zurück war Rauchen nicht nur «in», sondern wurde richtiggehend zelebriert.

Als Beispiel mag Ferdinand dienen: Er gehört zum Vorstand einer bekannten Gesellschaft. An Vorstandssitzungen wird üblicherweise geraucht. Dauert die Sitzung längere Zeit, sitzen die Herren in dichten Qualm gehüllt. Nicht selten werden bei diesen Gelegenheiten auch dicke Zigarren gepafft. Nach einer etwas längeren Sitzung fühlte sich Ferdinand derart elend, dass er sich in ärztliche Behandlung begab. Der Arzt stellte eine Nikotinvergiftung fest, lieferte Ferdinand umgehend ins Spital ein und ordnete u.a. Sauerstofftherapie an, um sein Leben zu retten. Ferdinand hat jetzt ein Rauchverbot bei Vorstandssitzungen beantragt.

</td></tr>
</table>

<table>
<tr><td>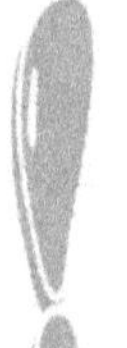</td><td>

Obwohl Rauchen giftig ist, den Organismus zerstört und die Umwelt belastet, wird gegen das Rauchen nur sehr halbherzig vorgegangen. Dafür gibt es viele Gründe:

Die Tabakindustrie bietet Arbeitsplätze.

Die Tabakindustrie zahlt Steuern.

Der Raucher ist eine geduldige Melkkuh (Mehrwertsteuer, Tabaksteuer, Gesundheitssteuer ...).

Trotz spezifischer Steuern bleibt nicht alles Geld zweckgebunden. Gesundheitsschäden werden somit von allen Menschen solidarisch mitgetragen. Der Nichtraucher bzw. alle Menschen zahlen letztlich für den Schaden, den das Nikotin anrichtet.

</td><td>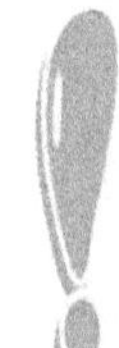</td></tr>
</table>

1.2 Rauchen macht krank

Dass Rauchen krank macht, ist mittlerweile bestens bekannt. Zwar glauben die meisten Raucher, dass sie gegen die Folgen immun sind und nehmen die Warnungen deshalb nicht wirklich zur Kenntnis. Oder sie meinen, die Darstellungen wären übertrieben. Beide Ansichten sind grundfalsch.

Die irrigen Ansichten sind verständlich, weil viele Raucher über eine überaus solide und gesunde Konstitution verfügen. Raucher werden oft als willensschwache, leicht kränkelnde Menschen dargestellt. Das ist ein Irrtum. Raucher sind – das zeigen Statistiken – überwiegend führungsgewohnte, durchsetzungsstarke, robuste Menschen. Sie fühlen während Jahren wenig und nichts von den negativen Folgen des Rauchens. Weil dem so ist, fällt es ihnen auch leicht, sich über die Gesundheitswarnungen hinwegzusetzen. Ihre Rossnatur verkraftet so gut wie alles – selbst Nikotingift. Da die Raucher zur gesunden Rasse unter den Menschen gehören, haben sie natürlich auch gesunde Verwandte. So fällt es ihnen leicht, Onkel Peter oder Tante Louise als Beispiel dafür anzuführen, dass Rauchen nicht schadet, denn sie wurden fünfundsiebzig oder achtzig Jahre alt. Dass gerade solche „Beweise" keinen Pfifferling wert sind, zeigt der „Gegenbeweis": Wie alt wären Onkel Peter oder Tante Louise wohl geworden, hätten sie nicht geraucht?

Die auf den Packungen aufgedruckte Warnung wirkt wie ein schlechter Witz. Der Raucher denkt nämlich: „Das gilt für alle anderen, aber mir schaden die Zigaretten ganz offensichtlich nicht." Er fühlt sich damit in seiner Kraft und Gesundheit bestätigt. So hat er den Beweis dafür, dass Zigaretten für ihn unschädlich sind. Und somit ist alles Gerede über Gesundheitsschäden reines Gewäsch. Es ist erstunken und erlogen. Nur dazu da, ihm seine Zigaretten zu vermiesen.

Ob der Raucher es aber sofort fühlt oder erst viel später bemerkt, Rauchen verursacht eine ganze Reihe sehr schmerzhafter, langwieriger und äusserst kostspieliger Krankheiten, nämlich:

Krankheiten:

- Raucherhusten
- Asthma
- Chronische Bronchitis
- Herz- Kreislauferkrankungen (gehemmte Blutzirkulation mit erhöhtem Herzinfarkt- und Hirnschlag-Risiko)
- Arteriosklerose (Arterienverkalkung, Plaques)
- Emphyseme
- Angina
- Thrombosen
- Raucherbeine
- Speiseröhrenkrebs
- Lungenkrebs
- Magenkrebs
- Zwölffingerdarmkrebs
- Verminderte körperliche Leistungsfähigkeit
- Unreine Haut, chronischer Hautausschlag

Kalifornische Forscher fanden heraus, dass Rauchen auch den Rücken schädigt. Raucher liegen wegen Wirbelsäulenversteifung viermal häufiger auf dem Operationstisch als Nichtraucher. Sie leiden zudem öfter unter Ischias und degenerativen Veränderungen der Wirbelsäule.

In Österreich:

- sterben täglich 26 Menschen an den direkten Folgen des Rauches – demgegenüber „nur" drei bei Verkehrsunfällen.
- leben Raucher im Schnitt sieben Jahre kürzer als Nichtraucher.
- geht jede dritte tödlich verlaufende Herz-Kreislauf-Erkrankung auf das Konto von Zigaretten.
- bekommen von 1'000 Nichtrauchern lediglich zehn einen Herzinfarkt. Von 1'000 Rauchern aber 132.

In der Schweiz:

- ➢ haben neun von zehn Lungenkrebspatienten jahrelang geraucht.
- ➢ ist ein Drittel aller Krebserkrankungen auf das Rauchen zurückzuführen.
- ➢ sind Raucher infektionsanfälliger und häufiger krank als Nichtraucher.
- ➢ sind Babies von Raucherinnen häufiger untergewichtig als Babies von Nichtraucherinnen. Kinder mit tiefem Geburtsgewicht sind öfter krank und können ernsthafte Gesundheitsprobleme haben.
- ➢ kommt der plötzliche Kindstod häufiger vor, wenn die Eltern rauchen.

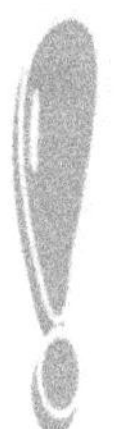

Raucher leiden unter einer ganzen Reihe typischer Krankheiten, u.a. unter Asthma, Raucherhusten, Unwohlsein.

Raucher haben eine wesentlich verkürzte Lebenserwartung.

Raucher sind im Alltag stark behindert: Sie müssen ständig Zigaretten und Zündhölzer/Feuerzeug mit sich herumtragen.

Raucher leiden unter Schuldgefühlen sich selbst und den Nichtrauchern gegenüber.

Ihre Nerven sind angegriffen.

Ihr Denkvermögen und ihre Konzentrationsfähigkeit sind herabgesetzt.

Angestellte, die rauchen, vertrödeln viel Arbeitszeit mit Rauchen, gegenüber Nichtrauchern verhalten sie sich asozial.

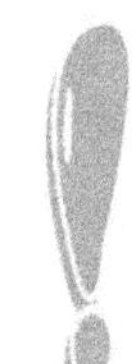

1.3 Rauchen ist ein Vitaminkiller

Raucher riskieren eine Unterversorgung von Vitaminen und Mineralien, allen voran Vitamin B1, C und E. Rauchen verursacht u.a. einen
höheren Verbrauch von Vitamin C. Zudem wird die Aufnahmefähigkeit
des Vitamins verringert. Als Faustregel gilt, dass eine Person, die nicht
auf Zigaretten verzichten mag, 40% mehr Vitamin C zu sich nehmen
muss als ein Nichtraucher, um den Tagesbedarf abzudecken. Der Körper muss die vielen Schadstoffe eliminieren, die durch den Rauch in
den Organismus gelangen. Dabei spielt auch das Vitamin C eine Rolle,
insbesondere im Zusammenhang mit dem Schutz der Zellen gegen ag-
gressive Sauerstoffteilchen, sogenannte freie Radikale, die sich unter
dem Einfluss des Rauchens vermehrt bilden. Diese Erkenntnis geht auf
eine Studie an 2600 Erwachsenen in Nottingham zurück.

Raucher befinden sich in einem Zustand latenter Nervosität. Nährstoff
für die Nerven ist das bekannte Vitamin B1. Die Nerven werden nur
dann hinreichend ernährt, wenn sie genügende Mengen Blutzucker
verbrennen, und dazu muss das Vitamin B1 in genügender Menge ver-
fügbar sein. Diese Erkenntnis basiert auf Studien der Mayo-Klinik.

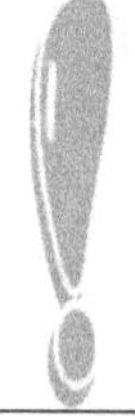

Raucher, die dem höheren Vitaminbedarf
des Körpers nicht Rechnung tragen und diesen nicht laufend ausgleichen, treiben Raub-
bau.

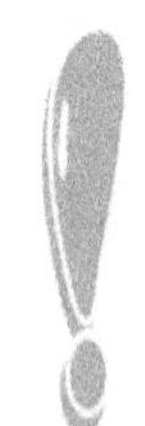

1.4 Rauchen zerstört die Psyche

Eines der traurigsten Kapitel des Rauchens ist die systematische Zerstörung der eigenen Persönlichkeit. Dieser Vorgang läuft ebenso langsam ab wie die Verkalkung / Verengung der Blutgefässe, der Lunge und der Wirbelsäule und wird deshalb über lange Zeit nicht bemerkt. Da es ein kontinuierlicher Prozess ist, gewöhnt man sich laufend an die veränderten Verhältnisse. Es ist vergleichbar mit dem Ergrauen der Haare. In aller Regel werden Haare über einen Zeitraum von Jahren oder Jahrzehnten grau. Man kann im Nachhinein nicht mehr feststellen, wann genau man ergraut ist. Da man sich jeden Tag im Spiegel sieht, ist über lange Zeit kein merklicher Unterschied feststellbar, bis man eines Tages auf dem Stuhl des Friseurs sitzt und sein Konterfei etwas länger betrachtet. Da wird man gewahr, dass es nicht nur einige wenige graue Haare sind.

Genauso läuft die Zerstörung der Psyche ab. Eines Tages wacht man auf und stellt fest, dass die Ehe nur noch aus Keifen und Vorwürfen besteht. Oder dass man nach jedem Gespräch mit dem Chef mindestens fünf Zigaretten benötigt, um die innerlich brodelnde Wut niederzuringen. Oder dass man die Kinder immer und immer wieder wegen Nichtigkeiten anbrüllt. Oder dass man immer öfter in tiefes, schwärzestes Grübeln verfällt. Oder dass man Stimmungstiefs durchwatet, anstatt sich des Lebens zu freuen. Oder dass das Leben eigentlich jeden Inhalt und Sinn verloren hat.

Die Veränderung der Psyche betrifft

- Ruhelosigkeit
- Nervosität
- ständige Angespanntheit
- Reizbarkeit und schlechte Laune
- Fahrigkeit, Konzentrationsschwäche
- Schlappheit
- depressive Anwandlungen
- Verlust des Geschmackssinnes
- immer wiederkehrende, nagende oder stärker werdende Schuldgefühle
- panische Angst, ohne Zigaretten nicht mehr leben zu können
- Verlustgefühle, wenn Zigaretten fehlen
- Ekel vor sich selbst (Unsauberkeit, fleckige Zähne, schlechter Atem usw.)
- tiefes und immer wiederkehrendes Gefühl der Langeweile
- Gefühl der Leere und Sinnlosigkeit
- Ausbreitung von Apathie und Gleichgültigkeit
- ständige Angst, etwas zu verpassen
- schlechtes Gewissen in Bezug auf Geldverschwendung
- schlechtes Gewissen in Bezug auf Mitmenschen, Nichtraucher, Umwelt
- Gefühl der Minderwertigkeit wegen gesellschaftlicher Ächtung

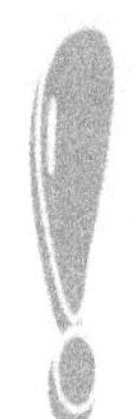

Rauchen höhlt die eigene Persönlichkeit aus. Angespanntheit, Angst, chronische Nervosität, Schuldgefühle, Müdigkeit usw. zermürben jeden gesunden Menschen.

1.5 Rauchen ist gemeingefährlich

In der Schweiz ist der Gebrauch eines Handys im Auto nur mit einer Freisprecheinrichtung erlaubt. Der Gesetzgeber legt also grössten Wert darauf, dass beide Hände frei bleiben zum Lenken, Schalten usw. Verwunderlich bleibt, dass Rauchen im Auto nicht verboten ist. Dass es gefährlich ist, musste Peter sehr schmerzhaft erfahren.

Beispiel

Peter fuhr zur Arbeit und war, wie üblich, in grosser Eile. Um seine Nerven zu beruhigen, zündete er sich eine Zigarette an. Dabei war er einen kleinen Augenblick abgelenkt und konnte in letzter Sekunde einem Fussgänger ausweichen, den er beinahe über den Haufen gefahren hätte. Vor lauter Schreck fiel ihm die brennende Zigarette aus dem Mund. Nun war es mit der Ruhe erst recht vorbei. Hektisch begann er, mit der freien Hand zwischen den Polstern zu suchen und verbrannte sich dabei den Handrücken. Die Hand zuckte schmerzhaft zurück. Gleichzeitig verriss er die Lenkung und streifte einen Poller am Strassenrand. Zum guten Glück folgte ihm kein Wagen, denn die Notbremsung, die er jetzt reflexartig einleitete, hätte einem Hintermann keine Chance gelassen.

Leider ist mir keine Statistik darüber bekannt, wie viele Autounfälle auf das Konto der Zigaretten gehen. Es dürfte sich um einen ganz erheblichen Prozentsatz handeln.

Ein anderes, ebenso düsteres Kapitel des Rauchens sind Brände. Schätzungen zufolge werden vierundvierzig Prozent aller Hausbrände durch Zigaretten ausgelöst. Ich mag nicht ausrechnen, wie viele Vermögen damit in Flammen aufgegangen sind und noch aufgehen. Auch mag ich nicht darüber nachdenken, wie viele unwiederbringliche Erinnerungsstücke auf diese Weise der unseligen Sucht geopfert werden. Oder wie hoch die Versicherungsprämien durch diese an sich vermeidbaren Brände geklettert sind.

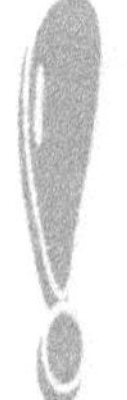 Rauchen dürfte in vielen Fällen Grund oder Mitgrund für Missgeschicke, Unfälle, Brandwunden oder Brände sein. 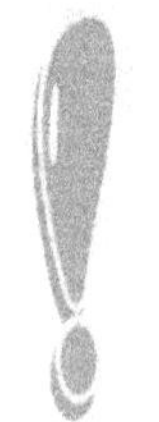

1.6 Warum rauchen die Raucher trotzdem?

Angesichts all dieser Tatsachen stellt man sich unweigerlich die Frage, warum Raucher weiterhin rauchen? Darauf gibt es viele Antworten. Die allermeisten davon sind falsch.

Falsch ist:

- Falsch ist die Ansicht, Raucher seien willenlose Weicheier.
- Falsch ist die Ansicht, Rauchen sei eine so grosse Abhängigkeit, dass man davon nicht freikommen könne.
- Falsch ist die Ansicht, ohne das Rauchen würde dem Raucher etwas fehlen.
- Falsch ist die Ansicht, der Raucher könne ohne das Rauchen das Leben nicht geniessen.
- Falsch ist die Ansicht, der Raucher wäre ohne das Rauchen super-nervös.
- Falsch ist die Ansicht, das Laster Rauchen sei verhältnismässig billig, man könne es aus dem Taschengeld bezahlen.
- Falsch ist die Ansicht, wenn man einmal damit begonnen habe, könne man nie mehr aufhören.
- Falsch ist die Ansicht, ohne Rauchen würde man seine Freunde verlieren.
- Falsch ist die Ansicht, ohne Rauchen wäre man in der Gesellschaft nicht mehr anerkannt.
- Falsch ist die Ansicht, ohne das Rauchen wäre man nicht mehr weltmännisch, nicht «in».
- Falsch ist die Ansicht, ohne das Rauchen könne man sich nicht konzentrieren.
- Falsch ist die Ansicht, durch das Rauchen werde Stress abgebaut.
- Falsch ist die Ansicht, durch das Rauchen könne man besser verdauen.
- Falsch ist die Ansicht, ohne das Rauchen nehme man an Gewicht zu.
- Falsch ist die Ansicht, beim Rauchen könne man Probleme besser lösen.
- Falsch ist die Ansicht, Rauchen wäre ein Genuss.
- Falsch ist die Ansicht, das Rauchen wirke entspannend.

Es gibt wohl keine andere Sache auf der Welt, über die so viele Irrtümer und Denkfehler zirkulieren wie über das Rauchen! Sehen wir uns einige dieser Aussagen etwas genauer an. Sie werden rasch feststellen, wie verkehrt und fehlerhaft diese Meinungen sind.

Falsch	Richtig
Raucher sind willenlose Weicheier.	Statistiken zeigen genau das Gegenteil. Unter den Rauchern hat es auffallend viele dominante Menschen.
Rauchen ist eine so grosse Abhängigkeit, dass man davon nicht oder nur sehr schwer freikommen kann.	Rauchen begründet zwar eine Abhängigkeit, aber die körperliche Abhängigkeit ist gering. Das lässt sich an vielen Symptomen leicht nachweisen, unter anderem auch an der Tatsache, dass die allermeisten Raucher beim Aufgeben des Rauchens so gut wie keine körperlichen Entzugserscheinungen haben.
Ohne das Rauchen fehlt dem Raucher etwas.	Alles, was dem Raucher dann fehlt, sind sein Raucherhusten, sein Asthma, seine verfärbten Zähne, sein übler Atemgeruch, seine Schuldkomplexe, seine Panik, ohne Zigaretten aufgeschmissen zu sein ...
Der Raucher kann ohne das Rauchen das Leben nicht geniessen.	Das Gegenteil ist wahr. Rauch macht z.B. den Geschmackssinn stumpf. Der Raucher kann das Essen nicht mehr richtig geniessen.
Der Raucher ist ohne das Rauchen supernervös.	Das Gegenteil ist wahr. Der Raucher ist in einem Zustand der Dauernervosität, den er meist nicht mehr wahrnimmt. Damit seine Nerven nicht völlig durchdrehen, benötigt er immer und immer wieder eine neue Zigarette, die beim ersten Atemzug seine Übernervosität (Gier und Sucht) beruhigt. Diese Befriedigung der Sucht wird mit wirklicher Entspannung verwechselt.

Falsch	Richtig
Das Laster Rauchen ist verhältnismässig billig, man kann es aus dem Taschengeld bezahlen.	Raucher geben in ihrem Leben zwischen EUR/Fr. 70'000 und über EUR/Fr. 300'000.— aus. Das kann man niemals als billig bezeichnen.
Wenn man einmal damit begonnen hat, kann man nicht mehr aufhören.	Nikotin begründet zwar eine Abhängigkeit, aber die körperliche Abhängigkeit ist verhältnismässig gering. Deshalb kann man Rauchen ganz leicht aufgeben.
Ohne Rauchen verliert man seine Freunde.	Sind Freunde, die zum Rauchen verführen, wirkliche Freunde? Denke z.B. an die Gesundheitsschäden, die Geldausgabe, die gesellschaftliche Ächtung usw.
Ohne Rauchen ist man in der Gesellschaft nicht mehr anerkannt.	Genau das Gegenteil ist richtig. Raucher werden von der Gesellschaft immer stärker geächtet.
Rauchen wirkt weltmännisch.	Was ist am Rauchen weltmännisch? Kehlkopfkrebs?
Rauchen macht männlich stark.	Wer will schon ein Macho sein?
Ohne Rauchen kann man sich nicht konzentrieren.	Hier wird echte Konzentration mit kurzfristigem Zusammenraufen verwechselt.
Mit Rauchen kann ich Stress abbauen.	Hier wird Dauerstress (d.h. die erste Stufe des Stresses, nämlich die dauernde Angespanntheit) mit wirklicher Entspannung verwechselt.
Mit Rauchen kann ich besser verdauen.	Das gehäufte Auftreten von Magen- und Darmkrebs spricht eine ganz andere Sprache.

Beginne mit deinem Unterbewussten zu arbeiten. Es weiss, was gut oder schlecht für dich ist.[2]

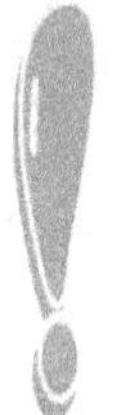 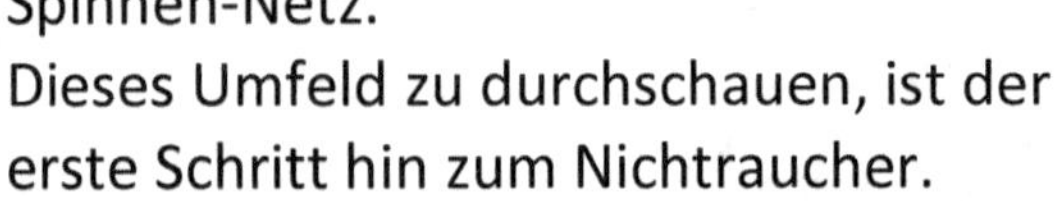 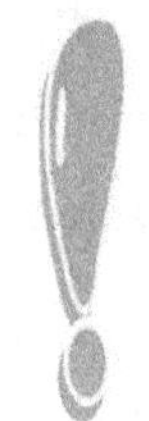

Raucher leben in einem von Psychologen nach allen Regeln der Kunst aufgebauten Umfeld, um nicht zu sagen Spinnen-Netz.
Dieses Umfeld zu durchschauen, ist der erste Schritt hin zum Nichtraucher.

1.7 Warum beginnen Raucher zu rauchen?

Die meisten Menschen werden in der Jugend zum Rauchen verleitet. Es ist typisch für die Tabakindustrie, dass sie ihre Anstrengungen geballt auf die Jugend konzentriert, denn hier trifft sie auf noch nicht fertig entwickelte Persönlichkeiten. Da ist Meinungsbildung (oder genauer gesagt Manipulation) verhältnismässig einfach. Jugendliche sind nicht (noch nicht oder nicht immer) in der Lage, die wirklichen Zusammenhänge des Rauchens zu durchschauen. Für sie zählt nur der Gedanke, dabei zu sein, sich weltmännisch zu geben, sich zu profilieren, sich zu beweisen, etwas Grosses zu tun. Kurz: Sie möchten erwachsen scheinen. Die Zigaretten sind ihnen ein willkommenes Mittel dazu.

Dabei, ganz ehrlich, schmeckt die erste Zigarette scheusslich. Sie löst Hustenreiz, Übelkeit und Brechreiz aus. Aber in der Gruppe heisst es

---

[2] Arnold H. Lanz: Nimm dein Unterbewusstes an die Hand und führe es zu Gesundheit, Energie, Lebensfreude.

dann rasch: Stelle deinen Mann, beweise dich. Also zwingen die Anfänger ihren Körper dazu, das Gift anzunehmen und sich daran zu gewöhnen. Hat sich der Organismus erst einmal gewöhnt und ist er abhängig geworden, verlangt er von sich aus immer wieder nach der Zigarette. Und zwar in ganz kurzen Abständen.

Warum hören Raucher nicht auf, wenn die Zigaretten doch so scheusslich schmecken? Es ist der Effekt der Massenpsychose. Irgendwo im Hinterkopf lauert der Gedanke: „Wenn so viele Menschen rauchen, dann muss es einfach etwas Gutes sein." Der Anfänger sagt sich, er mache im Moment wahrscheinlich etwas falsch. Wenn er aber nur genügend weiter übe, dann komme auch er auf den Geschmack. Dieses Gedankengebäude ist so dominant, dass es kritiklos angenommen wird. Dass ein Raucher im Laufe der Zeit möglicherweise Geschmack an seiner Zigarette entwickelt, liegt am Umstand, dass der Körper nach dem Gift giert. Sobald er die nächste, überfällige Ration erhält, signalisiert ihm der Körper Dankbarkeit dafür. Das gilt meist aber nur für den ersten Zug. Die weiteren Züge sind bereits wieder belastend oder zumindest schal. Und der abgestandene Gestank aus dem Aschenbecher ist so eklig, dass nicht wenigen Menschen davon speiübel wird. Rauchern und Nichtrauchern. Bei vielen Menschen löst der abgestandene Tabak-Geruch auch Kopfschmerzen aus – ein sicheres Zeichen für die Giftigkeit des Nikotins.

Sehen wir uns die zwei Hauptgründe, die zum Rauchen führen, etwas genauer an.

Dazugehören

Dieser wohl häufigste Grund basiert auf dem an sich natürlichen Herdentrieb: Man will dazugehören. Man fürchtet sich, anders zu sein als die anderen, denn so setzt man sich Kritik, Spott und Hohn aus. Jeder Mensch möchte akzeptiert werden. Diese Selbstbestätigung ist ein Urbedürfnis, das genauso stark ist wie Hunger und Durst. Wird es gekonnt angesprochen, ist es simpel einfach, Menschen zum Rauchen zu verleiten. Ich habe Menschen die unmöglichsten Dinge tun sehen, nur damit sie Aufmerksamkeit oder Anerkennung erhielten. Jeder einzelne

Mensch tut das, und sei es nur, dass er sich eine bestimmte Frisur zulegt, sich die Haare färbt, sich auffällig kleidet, das kleine Fingerchen geziert abspreizt, sich einen wiegenden Gang zulegt, einen Bart wachsen lässt oder eben raucht. Die Wahrheit ist, dass wir Menschen sterben würden, wenn wir das Gefühl des Dazugehörens, des «Akzeptiert-Seins» nicht erhielten. Wir benötigen Anerkennung genauso notwendig wie die Luft zum Atmen. Wenn die Zigarette dieses Gefühl vermitteln kann, dann nimmt man Auslagen, schlechten Atem, gelegentliches Anstossen in der Gesellschaft und viele weitere Unannehmlichkeiten ohne Nachdenken auf sich. Denn das Gefühl, nicht dazu zu gehören, das Gefühl des «Ausgestossen-Seins» ist im wahrsten Sinne des Wortes unerträglich.

Die Zusammenhänge um das «Akzeptiert-Werden», den Herdentrieb und weitere Urbedürfnisse habe ich im „Schwarz-Weiss-Buch der Mitarbeiter-Motivation" ausführlich dargestellt. Es ist im SmartBooks-Verlag erschienen.

Rauchen gibt (angeblich!) Sicherheit und Halt
Viele Menschen sind unsicher. Das trifft wiederum für die Jugendlichen in erhöhtem Masse zu. Sie suchen sich ihren Platz in der Welt. Sie wollen einerseits nicht gleich sein wie die Eltern oder das Establishment, andererseits trotzdem dazugehören. Das Rauchen bietet hier eine vermeintlich ideale Lösung, d.h. die Industrie hat in ihrer Werbung ideale Klischees aufgebaut. Sie alle werden als Gründe für das Rauchen und als Lockmittel in die Abhängigkeit benutzt. Die häufigsten sind:

- Zusammengehörigkeitsgefühl
- Erwachsen scheinen
- Welterfahren auftreten
- Abenteuer bestehen
- Das Leben geniessen

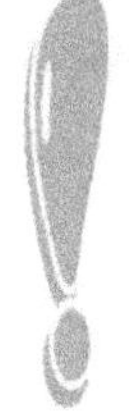 Die Industrie legt es darauf an, Jugend-
liche so früh als irgend möglich zu ver-
führen. Je älter sie werden, um so selb-
ständiger werden sie und um so kritischer könnten sie die vorgetäuschten
Gründe durchschauen. 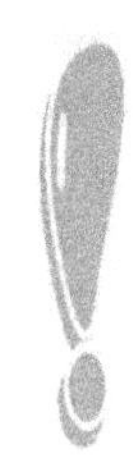

1.8 Wie werden Raucher bei der Stange gehalten?

Um die Raucher wird ein so raffiniertes Täuschungsgebilde aufgebaut, dass es für den einzelnen sehr schwierig ist, es zu durchschauen. Tragisch ist, dass die Nikotinsucht der Industrie hilft, denn eine der Wirkungen des Giftes ist die, dass der gesunde Menschenverstand im wahrsten Sinne des Wortes vernebelt wird. Unser Gehirn ist ein hochsensibles, überaus potentes Instrument. Die Milliarden von Zellen funktionieren aber nur dann wirklich effizient und reibungslos, wenn sie, neben richtiger Nahrung und allen notwendigen Vitaminen, insbesondere genügend Sauerstoff und Wasser zur Verfügung haben. Mit Rauch angereicherter Sauerstoff schränkt die Funktion der Gehirnzellen erheblich ein. Die Wahrheit ist: Ein Raucher kann nicht so klar denken wie ein Nichtraucher. Das ist eine Tatsache, die auch an verschiedenen Universitäten in Versuchen nachgewiesen wurde. Raucher können sich weniger tief und weniger lang konzentrieren. Sie bekunden beim Lösen von Prüfungsaufgaben grössere Schwierigkeiten als Nichtraucher. Ihr Denkapparat funktioniert ganz einfach langsamer und weniger präzise.

Eine der fatalsten Folgen dieser Vernebelung ist die Tatsache, dass Raucher die Werbung der Tabakindustrie kritiklos entgegennehmen.

Und hier liegt die wohl perfideste Gefahr des Rauchens, welche die Industrie nach allen Regeln der Kunst ausnutzt. Raucher unterliegen einer Manipulation, die einer eigentlichen Gehirnwäsche gleichkommt.

Beispiele aus früherer Werbung

Hatte nicht eine bekannte Zigarettenmarke einen Werbefilm mit Cowboys und waren diese Männer nicht an Kehlkopfkrebs erkrankt? Darüber wurde selbstverständlich im Werbespot nichts gesagt, vielmehr suggerierte der Film den Zuschauern, wie frei, natürlich und stark Männer durch das Rauchen leben.

Wurden Werbeverbote reihenweise umgangen, indem beispielsweise Formel-1-Boliden mit horrenden Summen gesponsert wurden. Der Rennsport suggeriert Freiheit, Kraft, Rasse, Klasse, Geschwindigkeit, Siegen, Potenz, Reaktionsvermögen, weite Welt. Mit dieser Art Werbung wurden weltweit Millionen Menschen in den Bann gezogen. Auch Nichtraucher.

Beispiel	Bis vor wenigen Jahren wurde das Rauchen auch in Büro-Betrieben richtig zelebriert: *Paul ist ein passionierter Raucher. Neben Zigaretten raucht er auch gerne Pfeife. Er ist Chef eines Dienstleistungsunternehmens. Nachdem Paul sein Quantum Zigaretten geraucht hat, zündet er seine Pfeife an. Damit hüllt er endgültig das ganze Bürohaus in dicken, beissenden Qualm ein. Angesprochen auf diese Unsitte sagt die Sekretärin: Ich mag den Pfeifengeruch ganz gerne. Sie ist an sich Nichtraucherin, aber ihr Empfinden ist genau so umnebelt – eingeschränkt wie das des Rauchers.*

Wenn es die Tabakindustrie geschafft hat, selbst Nichtraucher mit ihren falschen Argumenten zu überzeugen, dann sollte uns das Ausmass dieser Manipulation wirklich zu denken geben. Pfeifenrauchen ist eine grässliche Angewohnheit, denn im Pfeifenhals sammelt sich im Laufe des Rauchens eine giftige, übel stinkende Brühe an. Die meisten Pfeifenraucher halten deshalb die Pfeife immer leicht nach unten, damit sie diesen Schmutz nicht schlucken müssen. Passiert es trotzdem, müssen sich selbst starke Raucher umgehend übergeben. Um diesen übelriechenden Dreck als Wohlgeruch zu empfinden, braucht es eine gehörige Portion Gehirnwäsche.

Wie scheusslich gerade Pfeife rauchen ist, weiss der Volksmund seit ewigen Zeiten. Im Kanton Bern wird die Pfeife als „Bschütti-Gohn" bezeichnet, was mit Jauche-Schöpfkelle übersetzt werden kann.

Die Millionen, die die Tabakindustrie in Werbung, Promotion und Imagepflege steckt, vermögen alle anderen Stimmen bei weitem zu überdecken. Wenn sogar Nichtraucher Probleme haben, zwischen Fiktion und Wahrheit zu unterscheiden, wie sollen da erst die durch den Nikotin-Genuss vernebelten Raucher klarkommen?

Wäre die Angelegenheit nicht derart tragisch, müsste man die Psychologen und Macher der Tabakindustrie ehrlich bewundern. Es gibt wohl keinen anderen Bereich, in dem die Wahrheit so geschickt, so konsequent und so skrupellos verdreht wird wie im Umfeld des Rauchens. Denn trotz aller klaren medizinisch erhärteten Beweise verstehen sie es, den Nimbus des Zigarettenkonsums so gut wie unangetastet aufrechtzuerhalten. Auch heute noch sind sehr, sehr viele Raucher davon überzeugt, dass ihnen Nikotin keinen Schaden zufügen kann.

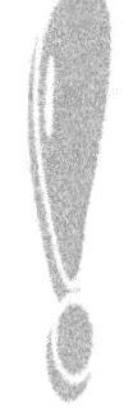 Raucher unterliegen der milliardenschweren, psychologisch hochstehenden, manipulativen Werbung der Konzerne. 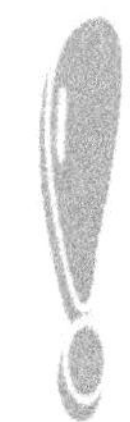

1.9 Warum hören Raucher nicht auf zu rauchen?

Neben der massiven Beeinflussung durch die Werbung ist es insbesondere das menschliche Beharrungsvermögen, das den Raucher in seiner Gewohnheit gefangen hält. Der Mensch ist ein Gewohnheitstier. Über die Bauern zirkuliert der Spruch: „Was der Bauer nicht kennt, das isst er nicht." Er will davon nichts wissen, er versucht es gar nicht erst. Denn alles, was er nicht kennt, das ist für ihn zum vornherein schlecht. Warum also sollte er es versuchen?

<table>
<tr><td>Beispiel</td><td>Ich erinnere mich an Anna. Sie war eine fleissige, aufmerksame, sehr freundliche und umgängliche Frau. Und sie hatte ihre Gewohnheiten. So beispielsweise das Schweins-Schnitzel am Sonntag. Wenn sie ein Schnitzel erhielt, dann war der Sonntag gerettet. Wenn nicht, gab es Terror. Obwohl sie, wie gesagt, sonst sehr freundlich und umgänglich war: In diesem Punkt verstand sie absolut keinen Spass. Sie hätte sich Filet oder Lachs leisten können, aber sie wollte ihr gewohntes Schnitzel.</td></tr>
</table>

Viele Raucher rauchen aus Gewohnheit. Ganz typisch ist beispielsweise die Verdauungszigarette. Sie wirkt, rein körperlich gesehen, zwar sehr negativ, denn in Tat und Wahrheit belastet und verhindert sie die Verdauung. Trotzdem klammern sich viele Raucher gerade an diese Zigarette. Weil sie es so gewohnt sind. Sie nehmen nur allzu gerne die ihnen von der Werbung angebotenen Gründe als Erklärung oder Entschuldigung für ihre Sucht an. Sehen wir uns einige dieser Alibis an:

Zigaretten entspannen (angeblich!)

Viele Raucher rauchen, um sich zu entspannen. Das ist ein grosser Trugschluss, denn Nikotin bietet keine Entspannung. Zwar werden mit dem ersten Zug der Zigarette die vor Gier flatternden Nerven beruhigt, aber das hat mit wirklicher Entspannung absolut nichts zu tun. Es ist lediglich die Reaktion auf das Suchtbedürfnis.

Stress abbauen

Viele Raucher rauchen, weil sie mit der Zigarette Stress besser begegnen können. Auch das ist ein Irrtum, denn Stress kann nur durch klaren Kopf, überlegtes Handeln, gestärkte, ruhige Nerven und tiefe innere Sicherheit und Ruhe begegnet werden. Genau das aber fehlt dem Raucher in hohem Masse. Sein Kopf und Geist sind durch die Nikotinwirkungen vernebelt, seine Nerven flirren und von innerlicher Ausgeglichenheit und Ruhe ist er meilenweit entfernt. Dass dem so ist, zeigte mir Rosmarie.

<table>
<tr><td>Beispiel</td><td>Rosmarie war eine Studienkollegin. Sie war stark verstandesorientiert, intelligent und sehr fleissig. Trotz ihres kühlen Wesens gab es eine Sache, die sie völlig aus dem Häuschen brachte. Ich erinnere mich, als ob es gestern gewesen wäre. Vor der Diplomarbeit arbeiteten wir bis tief in die Nacht hinein. Plötzlich sprang Rosmarie auf, lief herum, durchsuchte alle Taschen. Sie wirkte nervös, gehetzt und steigerte sich zusehends in tiefe Panik hinein. Mit schreckensgeweiteten Augen rief sie: „Ich habe keine Zigaretten mehr und alle Läden sind schon geschlossen!"</td></tr>
</table>

Solche Panikreaktionen habe ich später auch bei vielen anderen Rauchern miterlebt. Nikotin kann Stress nicht abbauen, es kann höchstens, wie bereits gesehen, die vor Gier flatternde Nerven vorübergehend ruhigstellen.

Zigaretten bekämpfen (angeblich!) Langeweile
Ein weiterer Grund für das Rauchen ist das Gefühl, mit der Zigarette Langeweile bekämpfen zu können. Auch das ist ein Trugschluss, denn das Anzünden einer Zigarette in der Gesellschaft ist eine Ablenkung. Es ist ein Überbrücken eines Unwohlseins. Zudem entsteht das Gefühl der Langeweile deshalb, weil Sie warten müssen, bis Sie die nächste Zigarette anstecken können. Wie bei jedem anderen freiwilligen oder aufgezwungenen Warten auch, dehnt sich die Zeit plötzlich vermeintlich ins Uferlose. Ihr ganzer Denkapparat ist von einem einzigen Gedanken beherrscht: Zigarette, Zigarette, Zigarette. So wird Ihnen die Zeit lang – sehr lang. Zigaretten bekämpfen die Langeweile nicht, sie lassen sie entstehen.

Zigaretten geben (angeblich!) einen klaren Kopf
Auch das ist eine klare Lüge. Zwar ist es richtig, dass der erste Zug an der Zigarette die flatternden Nerven beruhigt und dass als Folge davon wieder einigermassen vernünftig, konzentriert und zielgerichtet gedacht werden kann. Dieser relativ kurze Moment der Klarheit ist aber nichts im Vergleich zu einem wirklich wachen, aktiven Verstand, der in der Lage ist, frei und unbelastet über Stunden höchste Konzentration zu leisten.

Das Gleiche gilt für Kreativität. Ein mit Nikotinablagerungen zugeschütteter Denkapparat hat viel von seiner unbeschwerten, leichten und spielerischen Denkfähigkeit verloren. Kreativität kann man von ihm nicht mehr erwarten.

Zigaretten geben (angeblich!) Kraft und Energie

Das Gegenteil ist wahr, denn die Rückstände des Rauches belasten das Blut, sie verkleben und verklumpen Arterien, Venen und die Lunge. Der ganze Organismus wird geschwächt. Zur Vortäuschung von Kraft und Energie trägt der Umstand bei, dass der nikotinabhängige Organismus nach der nächsten Nikotingabe giert. War er davor apathisch, reagiert er jetzt aktiv auf diesen Schuss. Raucher, die diese kleine Regung mit wirklicher Energie verwechseln, sind wirklich zu bedauern.

Angst

Eine Gewohnheit aufzugeben, setzt Mut voraus. Ein Raucher befindet sich in einer ähnlichen Lage wie ein Kranker, der sich an sein Leiden gewöhnt hat und nur dessen vermeintliche Vorteile sieht.

Beispiel	*Heidelinde wurde seit Jahren von Rheuma geplagt. Zwar wusste sie vom Arzt, dass sie einen guten Teil ihres Leides durch eine Ernährungsumstellung vermeiden könnte, aber diese Tatsache hat sie vor ihrer Familie geheim gehalten, denn es gefiel ihr, Mittelpunkt der Familie zu sein. Trat wieder einer dieser schmerzhaften Anfälle auf, wurde sie umsorgt, gepflegt und behandelt. Sie musste nicht zur Arbeit gehen und sie genoss die Aussicht auf die nächste Kur. Zwar hatte sie Schmerzen, aber die nahm sie gerne in Kauf, wenn sie dafür so fürsorglich betreut wurde. Sie fürchtete sich vor jeder Umstellung ihres Lebens. Insbesondere glaubte sie nicht, dass ihr die neue Ernährungsweise schmecken würde. Sie war Chips und Torten gewohnt und darauf wollte sie nicht verzichten; um keinen Preis.*

Alles Neue macht Angst. Die Ungewissheit lässt uns bestehende Mängel plötzlich vergessen und rückt uns die schönen Seiten in den Vordergrund. Heidelinde beispielsweise fragte sich, ob sie nach der Nahrungsumstellung immer noch mit gleich viel Freude essen könnte.

Dem Raucher geht es genau gleich. Die Verdauungszigarette beispielsweise möchte er nicht missen. Sie verschafft ihm ein angenehm warmes Gefühl im Magen. Er hat also Angst, etwas zu verlieren. Er möchte nicht ein angenehmes Gefühl gegen etwas Minderwertiges tauschen. Dass das angenehme Gefühl gesundheitsschädlich ist, weiss er nicht oder nimmt es nicht zur Kenntnis. Das Gefühl entsteht nämlich nur deshalb, weil der Organismus den Magen stärker durchbluten muss, damit er mit der zugeführten Giftration zurechtkommt.

Die Industrie schürt diese Ängste bewusst und vorsätzlich. Sie kennen ja die Argumente:

Angstgefühl	Wahrheit
Das Gefühl, etwas zu verlieren, nicht mehr dazu zu gehören	Wozu willst du gehören? Zur Gruppe jener Menschen, die einem erhöhten Gesundheitsrisiko unterliegen, weil sie einer kostspieligen Sucht frönen?
Verlust der Stärke	Findest du Menschen, die am Glimmstengel hängen, stark?
Verlust von Freiheit	Rauchen ist selbst auferlegte Sklaverei. Denke beispielsweise nur daran, dass du immer, überall wo du stehst und gehst, Zigaretten und Zündhölzer mit dir herumtragen musst.
Verlust der Dynamik und Aktivität	Menschen mit gesunden Lungen und Adern sind erheblich leistungsfähiger als Raucher.
Verlust der Sicherheit	Sicherheit kann nicht durch materielle Dinge erworben werden. Es ist ein seelischer Zustand, der nur im Inneren wachsen kann. Das zu erkennen, setzt einen klaren Geist voraus.

Abhängigkeit

Wenn kein anderes Mittel mehr hilft, wird dem Raucher eingeredet, er könne nie mehr freikommen, denn die Entzugserscheinungen seien so fürchterlich, dass er den Entzug nicht überleben werde. Auch zu diesem Punkt wird unfair argumentiert. So etwa mit Hinweisen auf Rückfällige oder auf eigene Erfahrungen. Wohlweislich verschwiegen wird in diesem Zusammenhang die Tatsache, dass all jene, die es nicht geschafft haben, ihre Sucht nie wirklich aufgegeben haben. Die Sucht aufgeben ist nämlich vornehmlich eine mentale Leistung. Dazu später mehr. Hier geht es vorerst um die rein körperlichen Aspekte der Abhängigkeit.

Und da habe ich eine sehr frohe Botschaft:

Die körperliche Abhängigkeit ist gering. Das lässt sich leicht nachweisen: Die meisten Drogenabhängigen benötigen alle paar Tage einen Schuss, d.h. ihr Körper benötigt Tage, bis er die Giftkonzentration so weit verarbeitet hat und bis die nächste Gier unerträglich wird. Beim Raucher tritt das Verlangen nach der nächsten Zigarette bereits nach Minuten (Kettenraucher) oder Stunden wieder auf. Der Organismus kann die Belastung des Rauchens relativ rasch aus dem Blutkreislauf entfernen. Einerseits im Rahmen der normalen Ausscheidung von Gift- und Fremdstoffen, andererseits durch Abkapselung und Deponierung. Die Industrie verleugnet dies natürlich, denn sie will ja die Millionen fleissig weiterzahlender Raucher nicht verlieren. So redet sie den Rauchern ein, sie würden Jahre unter Entzugserscheinungen leiden. Wird so argumentiert, werden Äpfel mit Birnen verwechselt. Es gilt nämlich zwei Dinge zu unterscheiden, und zwar

a) die suchterregenden Giftstoffe
Etwa drei Viertel dieser Stoffe werden innerhalb von Minuten oder Stunden abgebaut, d.h. ausgeschieden oder deponiert. Das erlebt jeder Raucher selbst jeden Tag. Das unwiderstehliche Verlangen nach der nächsten Zigarette tritt regelmässig auf. Es wird im Körper dann ausgelöst, wenn die Nikotinkonzentration im Blut so stark abgesunken ist, dass ein nächster Schuss notwendig wird. Die hauptsächlichsten Entzugserscheinungen können somit innerhalb von Stunden überwunden werden. Wird der Organismus mit entsprechenden Massnahmen unterstützt, kann er auch den Rest bzw. die eingelagerten Depots rasch ausscheiden. Ohne diese Hilfe benötigt der Organismus zur Ausscheidung von 99% aller suchtbildenden Stoffe etwa drei Wochen.

b) die im Organismus angerichteten Gesundheitsschäden

Für das Regenerieren dieser Schäden benötigt der Organismus allerdings viel Zeit. Ob und in welchem Ausmass das gelingt, hängt vom Grad der eingetretenen Zerstörung ab. Aus eigener Erfahrung und aus vielen Berichten möchte ich dir aber auch in diesem Punkt Mut machen. Ich habe oft gestaunt, wie unglaublich stark die natürlichen Regenerationskräfte doch sind.

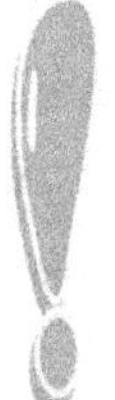

Ist man erst einmal gefangen im Spinnennetz, hat die Spinne viel Zeit, das Garn weiterzuspinnen, zu verstärken und zu befestigen. Kommt dazu, dass die Spinne jeden Tag mehrmals ihr Gift verspritzt, um den Willen, das Denkvermögen und den gesunden Menschenverstand richtiggehend zu lähmen. Die Spinne redet dem Gefangenen so lange ein, wie fein, bequem und schön er es im Spinnennetz hat, bis er es schliesslich kritiklos glaubt. Extra für den Gefangenen baut die Spinne halluzinogene Traumbilder von weiter Welt, Freiheit, Rasse, Klasse, Zugehörigkeit auf. Diese Bilder werden so lange und so intensiv vorgegaukelt, bis der Gefangene jeden Gedanken an die Welt ausserhalb des Spinnennetzes aufgegeben hat.

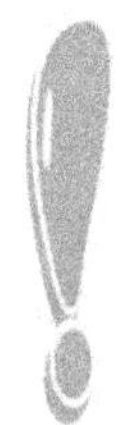

1.10 Rauchen ist eine Flucht

Ergründet man die Angewohnheit tiefer, finden sich Gründe wie:

- Raucher sind ständig auf der Flucht. Vor sich selbst.
- Raucher tragen unbewältigte Sorgen, Nöte und Probleme mit sich herum. Probleme, denen sie sich im Moment nicht stellen wollen oder können.
- Raucher können nicht loslassen.

Jede dieser Aussage trifft in ihrem Kern ganz genau zu, denn mit dem Rauchen werden Unsicherheit, Unwohlsein, Langeweile, Nervosität, Angst überspielt und zugedeckt. Die Zigarette ist eine gute Möglichkeit, Zweifel, Furcht und zwiespältige Gefühle zu überdecken. Die Zigarette bietet in vielen Situationen Ersatz für innere Sicherheit. Sie ist ein Mittel, z.B. in einem persönlichen Gespräch oder in einer unangenehmen Situation vom Problem abzulenken und Zeit zu gewinnen. Man kann sich hinter eine Wolke von Rauch zurückziehen und so die Augen und den möglicherweise verräterischen Gesichtsausdruck verschleiern. Mit dem Rauchen kann ich der Wahrheit ausweichen. Mit der Zigarette kann ich der harten Wirklichkeit entrinnen.

Viele Raucher rauchen unbewusst, d.h. sie geben sich keine Rechenschaft darüber, aus welchem tieferen Grund sie es tun. Sie haben das betreffende Problem aus dem Bewusstsein verdrängt. Da es aber nach wie vor latent vorhanden ist, kann auch das Rauchen nicht aufgegeben werden. Dass es latent vorhanden ist, daran besteht kein Zweifel, denn alle Schwierigkeiten, die nicht aktiv und bewusst verarbeitet werden, schwelen im Unterbewusstsein weiter. Sie sind wie glühende Kohlen, die zwar unter Kontrolle gehalten werden können, aber nichtsdestotrotz ständig glühen. Sie enthalten ein gefährliches Potential, weil sie unberechenbar sind.

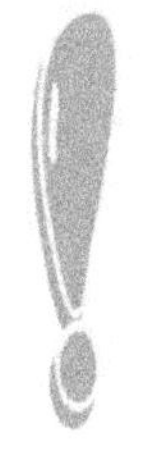 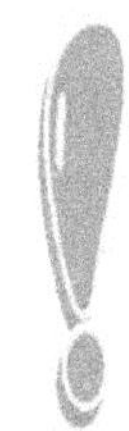

Geh für einige Minuten in dich und versuche herauszufinden, weshalb du Zigaretten anzündest. Was war der Auslöser, der Beweggrund? Waren es unbequeme Situationen oder unbequeme Gedanken? Versuch, all solche Situationen zu bereinigen und die betreffenden Probleme zu lösen.

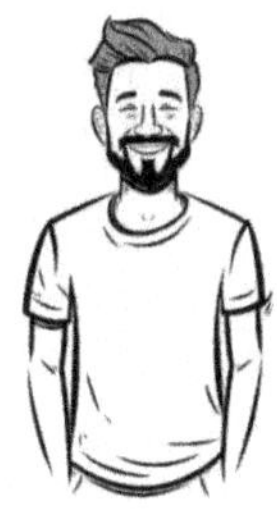

Was soll ich dir bloss sagen zu dieser ganzen Aufzählung? Ich bin absichtlich stumm geblieben, denn ich fühlte mich in jedem einzelnen Punkt direkt angesprochen und betroffen. Der Herr Autor hat recht – und wie recht er hat!

Wenn ich zurückdenke, dann habe ich Zigaretten immer dann angezündet, wenn ich mich gestresst, oder unwohl fühlte oder wenn ich in Schwung kommen sollte. Unwohl, weil mein Chef unzufrieden war, meine Frau mich rügte oder weil mir siedend heiss in den Sinn kam, dass da ja noch eine unbereinigte Situation war.

Ich bin heilfroh, habe ich all dieses Elend hinter mir und überwunden.

Ob es schwierig war? Nein, ich habe es eigentlich viel einfacher geschafft, als ich glaubte. Als ich erst einmal die Wahrheit erkannte, reifte in mir der Entschluss: Keine Frage, ich höre auf; komme, was da wolle.

1.11 Rauchen ist ein Selbstgefängnis

Niemand zwingt dich, zu rauchen.

Du tust es freiwillig. Du magst Erklärungen haben und es mag unterschwellige Angst mit im Spiel sein. Sprechen nicht aber, rein logisch gedacht, alle Argumente gegen das Rauchen?

Willst du tatsächlich weiterhin dein sauer verdientes Geld zum Fenster hinauswerfen?

Willst du dich weiterhin von den verlogenen Werbeargumenten der Tabakindustrie verleiten lassen?

Willst du weiterhin deine Gesundheit ruinieren?

Willst du weiterhin mit einem schlechten Gewissen belastet bleiben?

<u>Natürlich willst du das nicht.</u>

Du willst das Rauchen aufgeben. Ein für alle Mal. Steh auf, nimm ein Blatt Papier und schreibe: **Ich gebe das Rauchen auf.**

Ich gratuliere dir zu diesem Entschluss.

Du wirst ihn nicht bereuen.

Nur Mut, du schaffst es!

1.12 Du kannst viel gewinnen!

Wenn du das Rauchen aufgibst, dann verlierst du nichts – aber du kannst viel gewinnen:

- ✓ Gesundheit, Vitalität
- ✓ Energie
- ✓ Kraft
- ✓ Wohlbefinden
- ✓ Leistungsvermögen
- ✓ Lebensfreude
- ✓ Freiheit
- ✓ Unabhängigkeit
- ✓ Selbstachtung
- ✓ Glück
- ✓ klares Denkvermögen
- ✓ Konzentrationsfähigkeit
- ✓ Geldersparnis
- ✓ Selbstsicherheit
- ✓ innere Ausgeglichenheit und Zufriedenheit
- ✓ Inspiration und Kreativität

Stell dir vor:

- ✓ wie du dich frisch fühlst, weil Atem, Haar und Kleider frisch sind und nicht mehr nach abgestandenem Tabak riechen.

- ✓ was du dir alles leisten kannst, wenn du kein Geld mehr für Zigaretten ausgeben musst.

- ✓ wie fit du bist und z.B. locker und ohne Atembeschwerden eine Treppe hochsteigen kannst.

- ✓ wie du Speisen und Getränke wieder mit viel Genuss genießen kannst, weil dein Geschmackssinn wieder richtig funktioniert.

Kapitel 2: Planung

PLANUNG IST DAS HALBE LEBEN

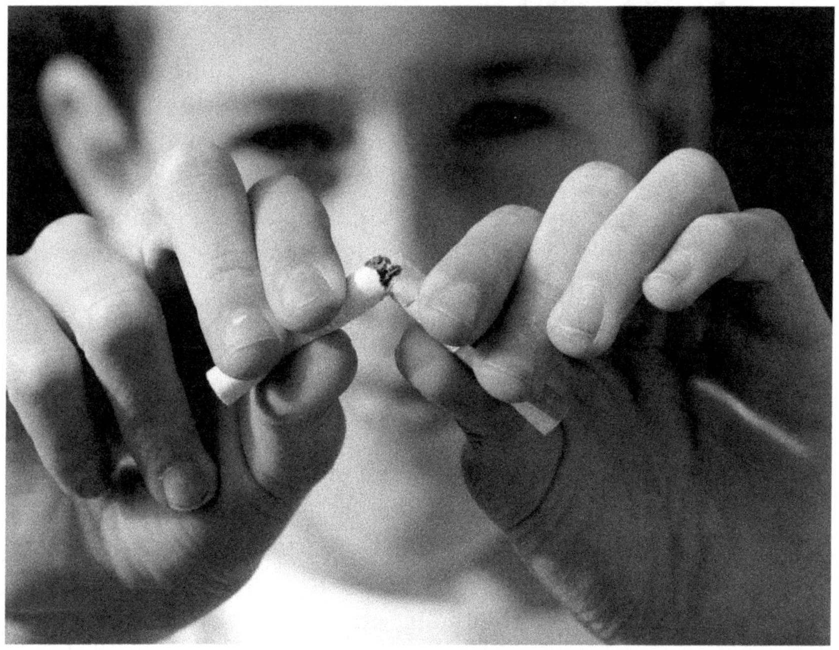

Nimm Anweisungen wörtlich!
Gehe einkaufen!
Knacke den Psychoterror!
Löse dich von doktrinären Meinungen!
Haben ist nicht Sein.
Die Luft ist Nummer eins.
Erstelle ein Aktivbild.
Der Vorabend

2. Planung

2.1. Nimm alle Anweisungen wortwörtlich
Planung und Vorbereitung

Mit großer Wahrscheinlichkeit hast du in deinem Leben mehrmals versucht (oder zumindest daran gedacht), das Rauchen aufzugeben. Jedes einzelne Mal warst du zuversichtlich, hast gehofft – und eine bittere Enttäuschung erlebt. Jede weitere Enttäuschung hat dich mutloser und hoffnungsloser gemacht. Die ersten Male hast du dich innerlich aufgelehnt, geweint vor innerer Wut und Hilflosigkeit. Je öfter du versagt hast, desto stiller, verzweifelter oder verbissener bist du geworden.

Ich weiß, dass es Überwindung kostet, einen neuen Versuch zu unternehmen. Schließlich willst du vor dir selbst nicht als totaler Versager dastehen. Darf ich dir Mut machen? Wenn ich meine fürchterliche Sucht überwinden konnte, dann kannst du auch das Rauchen aufgeben. Glaub mir, meine Abhängigkeit war erdrückend, komplex, verwirrend und sie hat mich beinahe das Leben gekostet. Und ich habe sie mit einem Schulterzucken weggelegt. Genauso spielerisch einfach wird es auch dir gelingen.

Meine Methode der Suchtbefreiung besteht aus der Planungsphase, einer Vorbereitungszeit, die in der Regel vier Tage dauert, und dem Ablegen der Sucht an sich. Du kannst mit dieser Methode das Rauchen nicht nur aufgeben, sondern es für immer lassen und getrost vergessen. Du wirst nicht rückfällig werden und es wird dir garantiert gelingen – vorausgesetzt, du befolgst die Ratschläge in diesem Buch Wort für Wort. Dieser letzte Punkt ist so wichtig, dass ich ihn nochmals wiederhole.

Meine Methode ist ein Paket, das in jedem einzelnen Teil befolgt werden muss, damit du Erfolg hast.

Nimm dir wirklich Zeit. Du benötigst in den vier Tagen der Vorbereitung je 30 bis 60 Minuten. Kontrolliere dich beim Durchführen der einzelnen Aufgaben mit der Uhr. Selbst wenn dir einzelne Anweisungen sinnlos oder gar kindisch erscheinen sollten: Tu es! Schalte für einmal deinen Verstand ab und tu ganz einfach das, was da steht. Wort für Wort.

Wähle den richtigen Zeitpunkt

Plane deine Raucherentwöhnung nicht in eine besonders hektische Zeit hinein. Wenn du beruflich stark angespannt bist oder wenn Weihnachten mit all seiner Angespanntheit und Erwartung vor der Tür steht, solltest du den Beginn verschieben. Vermeide andererseits ruhige Ferienzeiten, denn allzu viel Musse ist kontraproduktiv. Am idealsten ist eine normale Arbeitswoche in der gewohnten Umgebung. Kauf die Dinge am Montag und beginne die Übungs- bzw. Vorbereitungszeit am Dienstag. Halte die vier Tage durch und feiere am Samstag deine Erlösung. Und dann kommt das Schönste: Die Belohnung am Sonntag. Unternimm etwas! Hänge nicht daheim im rauchgeschwängerten Fernsehstuhl herum, sondern gönne dir beispielsweise einen kleinen Ausflug. Und das Wichtigste: Freue dich auf die Zeit danach!

Wir Menschen sind nicht nur Körper, sondern auch Seele und Geist. Deshalb ist jede Methode der Raucherentwöhnung, die entweder nur den körperlichen oder nur den mentalen Aspekt berücksichtigt, von Anfang an problematisch.

Experimentiere in diesen vier Tagen auch nicht mit anderen Methoden, insbesondere nicht mit Nikotin-Ersatzprodukten. Mein Verfahren wird deinen Körper entschlacken und von den Suchterscheinungen befreien. Da wäre die Zuführung von Nikotin, in welcher Form auch immer, nicht nur störend, sondern kontraproduktiv. Nimm auch keine anderen Hilfsmittel, keine Tabletten, Lutscher, Kaugummis, Süßigkeiten oder was auch immer. Keine Angst: Du wirst keinen Hunger leiden, denn du darfst viel essen. Du wirst auch nicht zunehmen, denn das, was ich dir empfehle zu essen, macht nicht dick, selbst wenn du davon Unmengen vertilgst.

Freue dich auf die Umstellung. Betrachte das Ganze als etwas, das du dir selbst zuliebe tust. Halte dir diese Tage frei, vermeide jede Art von Ablenkung. Vermeide Partys, Geschäftsessen, Besuche. Sei für einmal egoistisch, lebe für dich selbst.

Wenn sich dein Lebenspartner anschließt, ist das ein großer Vorteil, denn ihr könnt euch so gegenseitig ermutigen und unterstützen. Wenn er es nicht tut, dann gehe wirklich deinen Weg und schaue in diesen Tagen weder nach links noch nach rechts. Nichts und niemand kann dich aufhalten. So gelingt es dir.

Wenn dein Partner, Freund oder Kollege nicht mitzieht, dann entscheidest du allein für dich selbst. Mach dein Glück nicht abhängig von einem anderen Menschen. Gesundheit ist ein höchst persönliches Gut. Niemand kann dein Leben für dich leben. Entscheide unabhängig davon, was der andere tut. Sich gegenseitig unterstützen kann ein Vorteil sein, muss aber nicht. Wenn du deinen Weg alleine gehst, hast du den Vorteil, dass du von niemandem negativ beeinflusst werden kannst.

Du wirst sehen, dass meine Methode jederzeit und überall ausgeführt werden kann. Du benötigst weder teure Geräte noch Kleider noch bestimmte Orte noch andere Hilfsmittel. Alles, was notwendig ist, hast du entweder bereits oder du kannst es dir ohne weiteres im Laden beschaffen. Und das ist genau das, womit du jetzt beginnen kannst.

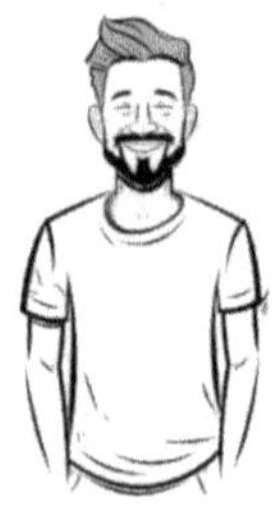

«Ach was», dachte ich damals, «das wird sicher nicht so heiß gegessen, wie er das da sagt». Aber nach kurzer Zeit wusste ich, was die Uhr geschlagen hatte.
Ich riss mich am Riemen, paukte diese vier Tage durch – und hatte Erfolg.

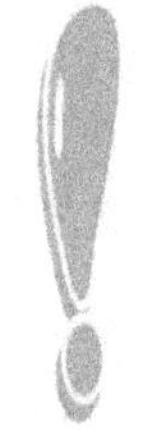 Folge meinen Anweisungen und du wirst deine Sucht mit einem Schulterzucken weg-legen und für immer vergessen. 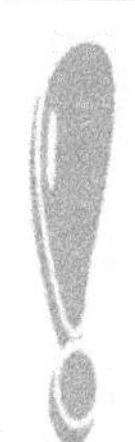

2.2. Gehe einkaufen

Zitronen, Ahornsirup, Cayennepfeffer

Für meine Methode benötigst du Zitronen. Kaufe davon vorerst ein Kilogramm. Du benötigst ferner Ahornsirup, am besten kanadischen. Neben Reformhäusern führen oft auch Großverteiler Ahornsirup. Wenn du die Wahl hast, dann kaufe Grad C. Diese Aufschrift ist vergleichbar mit der Qualitätsbezeichnung „kaltgepresst" bei Ölen. Zudem benötigst du Cayennepfeffer.

Aus Zitrone, Ahornsirup und Cayennepfeffer wirst du später ein Getränk zubereiten, das du in regelmäßigen Abständen trinken wirst. Verschaffe dir deshalb auch Flaschen mit einem guten Verschluss. Du benötigst Gefäße für mindestens zwei Liter. (Also z.B. zwei Ein-Liter-Flaschen).

Früchte und Gemüse

Du benötigst zudem Früchte[3] und Gemüse. Kaufe, wonach du gerade Lust hast. Bevorzuge Saisonangebote und kaufe reichlich.

---

[3] Genau genommen können nicht alle Menschen alle Früchte gut verdauen. Sie sind trotzdem für die meisten Menschen die am leichtesten verdaubare und verwertbare Nahrung, Deshalb empfehle ich sie hier. Du darfst sie beliebig kombinieren: heimische, exotische. Nimm wenn immer möglich erntefrische Bio-Qualität oder Trockenfrüchte Bio. Nur im Notfall Dosenfrüchte.

Vitamine

Nikotin ist ein übler Vitaminräuber. Du hilfst deinem Organismus, die Umstellung reibungslos zu schaffen, wenn du dein Essen mit Nahrungsergänzungsmitteln bereicherst. Du benötigst insbesondere die Vitamine B1, C und E. Durch die von mir empfohlene Ernährung in den vier Tagen erhält dein Körper viel von diesen Vitaminen. Trotzdem kann eine zusätzliche gezielte Einnahme nicht schaden, insbesondere dann nicht, wenn du dem erhöhten Vitaminverbrauch bisher nicht Beachtung geschenkt hast. Soweit du wählen kannst, kaufe die Vitamine in natürlicher Form. Beim Vitamin C beispielsweise bevorzugst du Präparate auf der Basis der Acerola-Kirschen oder Sanddorn anstelle von synthetisch hergestelltem Vitamin C. Du hilfst deinem Organismus weiter, wenn du die Nahrungsergänzungsmittel immer zusammen mit dem natürlichen Vorkommen der Vitamine zu dir nimmst. Vitamin-C-Tabletten solltest du also immer nur in Verbindung mit z.B. einer Orange, einer Kiwi-Frucht, einer Portion Weisskabis usw. zu dir nehmen.

In Deutschland werden spezielle Vitamintabletten als Nahrungsergänzung für Raucher angeboten. Sie enthalten meist mindestens die Vitamine B1, C, E und oft auch Selen. Einige Angebote enthalten darüber hinaus die Vitamine B2, B12, Folsäure und das Vitamin P. Die sind zwar meist synthetisch hergestellt, aber auch die sind besser als nichts.

Abführmittel

Während den vier Vorbereitungstagen sollte deine Verdauung regelmäßig und anstandslos funktionieren. Also mindestens einmal pro Tag das grosse Geschäft. Mindestens einmal, besser zwei oder dreimal. Du isst ja auch dreimal am Tag, nicht wahr? Sollte dem nicht so sein, bitte ich dich, ein schonendes Abführmittel zu kaufen. Achte auch hier auf ein möglichst natürliches Produkt, beispielsweise auf der Basis von Feigen.

Schreibmaterial und Frottiertücher

Vermutlich besitzt du Kugelschreiber, Bleistift, Farbstifte und Papier sowie Waschutensilien wie Frottiertücher, Waschlappen oder einen Sisalhandschuh. Somit bist du fertig ausgerüstet.

Foto

Doch halt, du benötigst noch ein Foto, ein Selfie von dir selbst. Vorsicht: nicht irgendein Foto. Es muss eine ganz besondere Aufnahme sein und zwar eine, die einen ausgesprochenen Glücksmoment in deinem Leben festhält. Wichtig ist, dass man deinen Gesichtsausdruck gut erkennen kann. Du lächelst nicht nur, sondern du strahlst!
Und du erinnerst dich ganz genau an jenen Augenblick: Du warst überschwänglich glücklich. Die ganze Welt gehörte dir.
Vorsicht: Du warst nicht übermütig im Sinne von leichtfertig, sondern du fühltest dich ganz einfach rundum wohl und hast dich gefreut, am Leben zu sein. Du warst gelöst, unbeschwert und unbelastet.
Das Foto ist wichtig, aber genauso wichtig ist die Erinnerung an das Ereignis damals. Nimm dir etwas Zeit, damit du dir deine damaligen Gefühle bewusst wieder ins Gedächtnis rufen kannst. Es müssen unbedingt positive, unbeschwerte Gefühle sein. Das Alter des Bildes ist nicht so wichtig, es darf auch eine Aufnahme aus deiner Jugend sein. Noch etwas ist wichtig: Natürlich rauchst du auf dem Foto nicht!

Vision

Als Nächstes benötigst du einen Traum. Nein, keine verwunschenen Träume in der Nacht, sondern viel realistischer: Einen geheimen Wunschtraum. Wenn du das Rauchen aufgibst, dann sparst du viel Geld. Damit kannst du dir etwas leisten. Etwas, das du dir schon lange gewünscht hast und das bis jetzt unerreichbar blieb.
Denk in Ruhe darüber nach und notiere dir dann, was du dir vom gesparten Geld kaufen wirst. Denk hier nicht allzu klein, d.h. ein billiger Modeschmuck für unter 100 EUR/Fr. ist wohl kein wirklich heißer Wunschtraum. Wenn du dir überlegst, wie viel Geld du in deinem Leben für Zigaretten ausgibst, nämlich zwischen etwa EUR/Fr. 70'000.--

und über 300'000.--, dann darf dein Wunschtraum ruhig etwas prächtiger ausfallen.

Stelle dir diesen Traum bildlich vor, d.h. zeichne ihn, fotografiere ihn oder beschaffe dir ein Bild davon, und zwar möglichst in Farbe.

Schreibe hier deinen Traum hin:

....

....

....

....

....

Damit hast du nun alles zusammengetragen, was du benötigst.

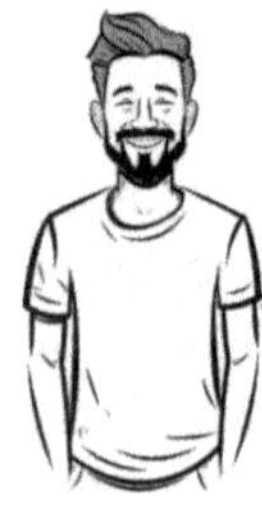

Zuerst fand ich es kindisch. Ich bin doch erwachsen, ein gestandenes Weibsbild/Mannsbild. Was schwafelt er denn da von träumen? Bis ich mir überlegte, dass ich mir mit dem gesparten Geld gut und gerne eine Rolex hätte leisten können. So richtig mit Goldarmband und speziellem Zifferblatt. Wie stolze wäre ich auf meine Uhr.

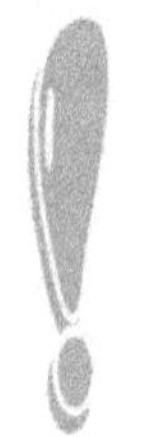

Bereite dich gründlich vor. Es spielt keine Rolle, wie lange du dafür benötigst. Wichtig ist einzig, dass wirklich alles bereitliegt, wenn du deine Vorbereitungstage beginnst.

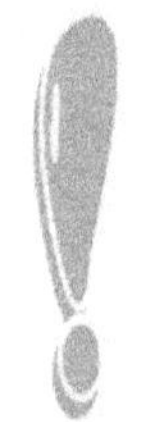

Einkaufsliste:

- Zitronen, 1 Kilo
- Eine Zitruspresse
- Ahornsirup, Grad C, 1 Liter
- Cayennepfeffer, 1 Gläschen
- Zwei gut verschließbare Flaschen zu je 1 Liter
- Früchte (je nach Saison)
- Gemüse (je nach Saison)
- Nahrungsergänzungsmittel
  (Vitamintabletten für Raucher oder einzelne Vitamine, nämlich):
  - Vitamin B1
  - Vitamin C
  - Vitamin E
  - Eventuell: Abführmittel (natürliches Produkt)

Schreibmaterial:

- Kugelschreiber
- Bleistift
- Farbstifte

Waschutensilien:

- Frottiertücher
- Waschlappen
- Sisalhandschuh

Foto: Porträt mit strahlendem, glücklichem Ausdruck

2.3. Knacke den Psychoterror

Über viele Jahre haben mir Hunderte von Menschen aller Art, nämlich Eltern, Freunde, Kollegen, meine Frau, Ärzte, Therapeuten usw. gesagt, dass ich krank sei. Oft habe ich mich innerlich gegen diesen Gedanken aufgelehnt, öfter aber nicht, denn ich war viel zu schwach und zu willenlos dafür. Sie alle hatten viel bessere Argumente. Da waren beispielsweise die Fachleute, die mir sagten, dass ich mein Leiden geerbt habe und dass ich kränklich veranlagt sei. So habe ich mich schließlich mit meinem Schicksal abgefunden und für mich selbst gedacht: „Jawohl, ich bin von Natur aus krank. Ich bin irgendwie falsch gestrickt. Bei mir brennen in regelmäßigen Abständen die Sicherungen durch und dann schlägt der Blitz in Form von fürchterlichen Schmerzen wieder ein." Und genau davor hatte ich höllische Angst, weil ich geglaubt habe, dass es eine neue Schmerzattacke auslösen würde. So habe ich mehrere Jahrzehnte meines Lebens in größter Angst und Abhängigkeit gelebt. Genauer gesagt war es ein passives, mutloses Dahinvegetieren.

So ähnlich ergeht es Rauchern. Tausende von Menschen haben dir vermutlich immer und immer wieder gesagt, dass du süchtig bist. Du bist immer mehr zum Außenseiter der Gesellschaft geworden, denn mittlerweile darf in vielen öffentlichen Gebäuden, in Flugzeugen und in einigen Restaurants nicht mehr geraucht werden. Aber selbst, wenn du rauchen darfst, dann kommst du dir oft genug als minderwertig vor. Du fühlst dich als Krüppel. Als willenloser, suchtbesessener Mensch, als Person zweiter Klasse. Das Rauchen ist eine verteufelte Sache. Zuerst musst du Ekel und Übelkeit überwinden, bis du einigermaßen Geschmack daran findest. Dann wünschst du dir über Jahre oder Jahrzehnte, du hättest nie damit begonnen, denn du erkennst immer tiefer, wie schmutzig, abstoßend und gesellschaftlich geächtet diese Gewohnheit wirklich ist.

Selbst in Raucherentwöhnungskursen wird dir gesagt, du müsstest erkennen, dass du süchtig bist. Nur wenn du zu deiner Sucht stehst, so wird immer wieder argumentiert, könntest du sie überwinden. Vergiss alle solchen Gedanken möglichst sofort! Genau an solchen Ideen scheitert die ganze Sache. Wenn du so denkst, dann kannst du mit viel Willensanstrengung das Rauchen vielleicht einschränken oder für kurze Zeit sogar aufgeben. Aber du wirst wohl früher oder später rückfällig werden, denn wie heißt es im Sprichwort: „Die Katze lässt das Mausen nicht." Eine Katze kann es wirklich nicht lassen, denn sie ist so gebaut. Es ist ihr Urinstinkt, ihr Trieb, ihre Überlebensstrategie. Und solange du glaubst, du wärst süchtig, so lange kannst du von dieser Sucht niemals loskommen. Du wirst dann, solange du lebst, Mäuse fangen bzw. Zigaretten kaufen, weil das ja angeblich deine Natur ist. Und das ist genau das, was die Industrie will. Und für die Industrie geht es um Milliarden. Wenn so große Summen auf dem Spiel stehen, dann wird nicht lange gefackelt oder zimperlich vorgegangen oder argumentiert. Da werden jede Menge hochkarätige Psychologen eingesetzt, um dich in deinem Gefängnis zu halten und dich lustig weiter zu melken.

Der Glaube an die Sucht ist dein Psychogefängnis.

Was dir vielleicht immer noch harmlos vorkommt, ist reinster Psychoterror, um dich tief und tiefer in deiner Abhängigkeit festzuhalten. Die Argumente sind ja auch schwer wegzuweisen. Du rauchst doch, oder? Und du hast mehrfach versucht, aufzuhören, oder? Und alle deine Versuche sind kläglich gescheitert, oder? Du hast auch versucht, den Konsum einzuschränken, oder? Aber du hast immer und immer wieder heftigste Entzugserscheinungen erlebt, oder? Dein Körper hat zu zittern begonnen, oder? Wenn du einmal für beschränkte Zeit aufhören konntest, dann hast du immer noch gelitten, du hast beispielsweise zugenommen, oder?

Also gibt es nur eine einzige logische Erklärung: Du bist süchtig. Ob du dazu stehst oder nicht, ist nebensächlich. Du bist es. Und wie! Auf Lebenszeit.

Angeblich!   **Angeblich!**   **Angeblich!**

Dein Psychogefängnis hat dicke Mauern.

Bist du erst einmal so weit, braucht es nicht mehr viel, dich selber einen Trottel oder Deppen zu schelten. Und damit löst du die nächste Runde der Selbsttäuschung aus. Du magst gegen außen hin leicht zugeben, dass du vertrottelt handelst, tief im Innern aber nagt es an dir. Wie könntest du dir jemals tief innerlich eingestehen, dass du blöd und vernunftwidrig handelst? Es ist völlig undenkbar, dass du in den Spiegel siehst und zu dir selbst sagst: „Du bist der größte Idiot auf der Welt." Würdest du das ehrlich zu dir selbst sagen, müsstest du dir im nächsten Augenblick die Kugel geben. Also bleibt nur die Flucht in die Traumbilder, die die Psychologen der Tabakindustrie für dich aufgebaut haben: Der Raucher ist ein ganzer Mann. Rauchen macht gesellschaftsfähig. Der Raucher gehört zur Gesellschaft. Raucher sind besonders lässige Menschen. Rauchen entspannt. So rechtfertigst du dich vor dir selbst. Und bleibst im Psychoterrorgefängnis gefangen.

Steh auf, verlasse deine Gefängnismauern.

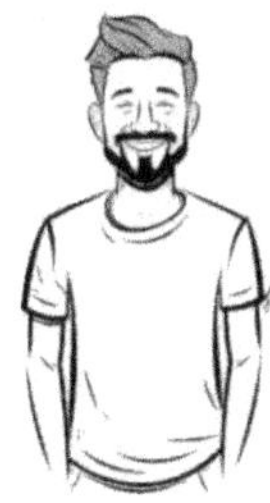

Um ehrlich zu sein, habe ich nie darüber nachgedacht. Ganz im Gegenteil. Oder eher: Ich wollte es gar nicht (so genau) wissen. Denn unterschwellig hatte ich Angst. Ich fürchtete, zu erkennen, dass ich irgendwie auf dem falschen Dampfer saß.

2.4. Löse dich von doktrinären Meinungen

Ausbrechen aus diesem Gefängnis kannst du nur auf eine einzige Art: Vergiss alles, was du über das Rauchen zu wissen glaubst.

> **Vergiss alles, was du über das Rauchen zu wissen glaubst!**

Versuche es für einen kleinen Moment, und zwar dir selbst zuliebe. Ja, ich weiß: Vergessen ist gar nicht so einfach. Mach einen Selbstversuch. Jedes Mal, wenn dir etwas zum Thema Rauchen in den Sinn kommt, dann sagst du dir selbst: „Ach, vergiss es, es ist ohnehin nicht wahr!"

Versuche es einmal! Wie? Dir kommt nichts in den Sinn? Aber dachtest du nicht gerade, wie schön eine Zigarette jetzt wäre? Oder hattest du Angst, dass du nie mehr eine rauchen dürftest? Siehst du: Das Unterbewusstsein produziert immer und immer wieder die genau gleichen Gedanken. Sie laufen ab wie ein Film. Sag zu dir selbst bei jedem solchen Gedanken: „Vergiss es, es ist nicht wahr!"

Wenn dir diese Methode zu krass erscheint, dann habe ich hier eine Alternative, die du auch in vielen anderen Lebensbereichen anwenden kannst. Wir leben in einer Welt, in der alles vorgedacht ist. Jeder Beruf hat seine Regeln, jedes Studienfach seinen klar strukturierten Lehrplan. Zu jeder Arbeit bestehen Arbeitsbeschreibungen. Außer in der Forschung ist alles festgelegt, zementiert und reglementiert. Wir lernen, dass die Gabel links vom Teller liegen muss und dass der Bleistift in die rechte Hand genommen wird. Solche Regelungen mögen für viele Lebensbereiche sinnvoll sein, in anderen wirken sie sehr nachteilig. In Bezug auf das Rauchen haben sie katastrophale Auswirkungen, denn wir müssen jetzt beginnen, uns von den durch die Werbung vorgegebenen Denkschemata (Rauchen macht stark, Rauchen entspannt usw.) zu lösen. Das können wir, wenn wir jede solche Meinung mit einem Etikett versehen. Darauf schreibst du: „Meinung der Firma XY" oder „Ansicht von Professor Z".

Ich habe diese Methode in verschiedenen Lebenssituationen angewandt. Beispielsweise auch, als es darum ging, Stress zu bewältigen. Was ist die gängige Meinung über Stress? Sie lautet: Jeder hat Stress. Als ich dieser sehr falschen Meinung eine Etikette gab und diese zusätzlich mit einem Gift-Kopf versah, wurde ich freier und freier, bis ich erkannte, dass der belastende Stress eine völlig unnatürliche Sache ist und dass es sehr wohl ein völlig stressfreies Leben gibt. Mein Etikett sah so aus:

«Jeder hat Stress»

Die Meinung von gestressten Experten

Das Erstaunliche an diesem Experiment war, dass ich jetzt ohne Stress sehr viel mehr leistete als vorher. Und zwar sowohl quantitativ als auch qualitativ. Und noch viel erstaunlicher ist, dass mir die Arbeit wirklichen Spaß macht. Ich habe mich mit dieser Methode aus einer Abhängigkeit gelöst, die meine Leistung einbremste. Die Stress-Situation war wie ein Auto mit angezogener Handbremse. Jetzt rollt mein Wagen viel ungebremster und unbelasteter.

Versuche es einmal. Überlege dir, weshalb du rauchst. Notiere dann deine Argumente bzw. Ansichten, setze sie in Anführungszeichen und etikettiere sie.

Ansicht/Aussage: ....

Die Meinung der Tabakindustrie

Nach dem Totenkopf kann auch stehen:

- Meinung von Rauchern

- Meinung von sogenannten Experten

- Meinung von Abhängigen

Wenn du erst einmal einige der gängigen Irrtümer entlarvt hast, dann erinnere dich an das Sprichwort: „Wer einmal lügt, dem glaubt man nicht, und wenn er auch die Wahrheit spricht." Mit anderen Worten: Beginne überaus kritisch, vorsichtig und skeptisch zu werden, wenn es um das Thema Rauchen geht. Prüfe immer und immer wieder, wer was sagt. Vergiss nicht: Die Tabakindustrie hat viele hochqualifizierte Journalisten, die hervorragende (um nicht zu sagen perfide) Berichte und Reportagen produzieren.

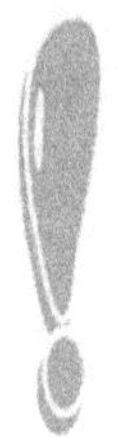
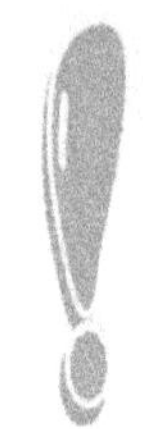

> Beginne, gängige Meinungen zu hinterfragen. Lange nicht alles, was dir vom Elternhaus, von der Schule, von der Kirche, von der Werbung oder von deinem Chef eingetrichtert wurde, ist für dich richtig und wichtig. Beginne, deine Welt zu entrümpeln.
> Wirf Ballast über Bord.
> Werde ein selbständiger Mensch!

2.5. Haben ist nicht Sein

Wir sind mitten im wichtigsten Teil der Planung, nämlich beim Erkennen, wie tief unser Denken manipuliert ist. Aus dieser Abhängigkeit können wir uns nur in dem Ausmaß lösen, in dem wir diese Fessel erkennen. Mit dem Etikettieren der kursierenden Argumente wird unser Verstand nach und nach geschärft, sodass er diese sehr stark gefärbten Meinungen entlarven kann.

Eine große Hilfe in diesem mentalen Kampf ist der Unterschied zwischen Haben und Sein. Hinter diesem kleinen Wortspiel verbirgt sich ein tiefes und großes Geheimnis, das nur selten wirklich erkannt wird. Wie alle großen Dinge auf dieser Welt ist es an sich simpel einfach. Es hat aber weitreichende Auswirkungen. Werden diese Zusammenhänge nicht erkannt, bleibt die Gefahr eines Rückfalls latent vorhanden. In diesem Sinne enthält das Geheimnis ein großes Versprechen. Ist es bekannt, bildet es eine praktisch hundertprozentige Risikogarantie gegen Rückfälle.

Ich konnte mich selbst erst dann auf den Weg heraus aus meiner Sucht machen, als ich erkannte, dass ich selbst zwar ein Leiden habe, aber nicht das Leiden an sich bin. Genau das gleiche gilt für dich als Raucher. Du hast eine Sucht, aber du bist nicht süchtig.

Das ist das Geheimnis:
Du hast eine Sucht, aber du bist nicht süchtig.

Stell es dir ganz einfach vor: Du hast z.B. einen Hund (oder eine Katze), aber du bist selbstverständlich kein Hund und auch keine Katze.

Wenn ich im Manuskript bis hier die Unterscheidung zwischen süchtig sein und Sucht haben nicht gemacht habe, dann nur, weil ich diesen Unterschied noch nicht erklären konnte. Ohne diese Erklärung hättest du meine Ausführungen aber missverstehen können. Ab hier allerdings spreche ich korrekterweise nie mehr von süchtig sein, sondern immer nur noch von Sucht haben.

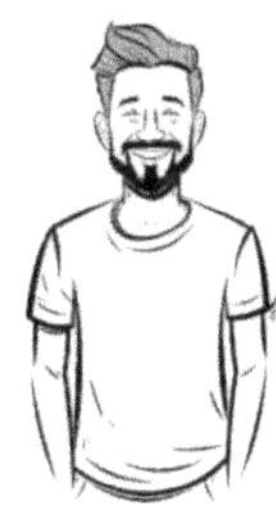

Also, was er da so gekünstelt einfach sagt, versteht doch wirklich kein Mensch. Aber ich erkläre es dir mit einem einfachen Beispiel:
Nehmen wir an, du hättest einen Hund. Der Hund wird krank, d.h. er hat Krebs. Mit der Krankheit verändert sich auch der Charakter des Hundes. War er vorher zutraulich, so hat er jetzt immer öfter Anfälle, in denen er sogar ihm bekannte Personen ankläfft. Dann, eines Tages, passiert es. Du hast Besuch, und aus heiterem Himmel beginnt dein Hund, deinen Gast anzubellen, um ihn

schließlich anzugreifen und zu beißen. Dein bisher lieber Hund entwickelt sich zur richtigen Bestie. Er wurde unberechenbar, bissig, gemeingefährlich. Einer der Geschädigten verklagt dich vor Gericht und du wirst als Hundehalter verurteilt, Schadenersatz zu leisten. Obwohl dir das Verhalten deines Hundes alles andere als angenehm ist und obwohl du als Hundehalter dafür zur Rechenschaft gezogen wirst, kommst du trotzdem nie auf den Gedanken, dich selbst für bissig, gemeingefährlich, hinterhältig und unberechenbar zu halten. Du bist der Hundehalter, nicht aber der Hund. Du musst zwar geradestehen für das, was dein Hund zerbeißt, aber du selbst hast einen ganz anderen Charakter, eine ganz andere Natur als dein Hund. Und genau das ist der Unterschied zwischen Sucht haben und süchtig sein. Du hast dich irgendwann in deinem Leben verleiten lassen und dir eine dumme Gewohnheit zugelegt. Du hattest doppelt Pech, dass diese Gewohnheit dich abhängig gemacht hat. Du hattest dreifaches Pech, dass die Abhängigkeit zu einer Vernebelung deines klaren Denkvermögens geführt hat. Deshalb bist du lange Zeit in diesem selbstgemachten Gefängnis gefangen geblieben. Zu diesem Gefängnis gehört auch, dass du die Folgen deines Lasters selbst ausbaden musst, du leidest z.B. an Raucherhusten oder Asthma oder ständiger Nervosität. Trotzdem ist diese Sucht nicht deine eigentliche Natur. Sie ist angewöhnt und deshalb bestimmt sie weite Teile deines Lebens, trotzdem hat sie mit deinem innersten Kern, mit deinem Wesen absolut nichts zu tun.

Siehst du jetzt, wie einfach das Aufgeben des Rauchens ist? Dein Kern, das Sein, blieb die ganze Zeit von deinen Sucht-Handlungen unberührt. Das Rauchen ist das Haben, die Gewohnheit. Sag dem Rauchen adieu, schieß die ganze eklige, scheußliche Pest auf den Mond und vergiss alles, was damit zusammenhängt. Wir sind zwar noch nicht ganz so weit, aber ich verspreche dir, es wird viel einfacher, als du denkst.

Siehst du nun auch, wie verlogen die Werbung der Tabakindustrie ist? Sie redet dir ständig ein, du seist ein Raucher. Wenn du das wirklich wärst (oder wenn du glaubst es zu sein), dann fällt es dir in der Tat sehr schwer, dich vom Rauchen zu lösen, denn du müsstest dann ja einen guten Teil deines eigenen Wesens verleugnen, korrumpieren, abtöten oder kasteien. Das alles ist nicht notwendig, denn du hast zwar ein Raucherproblem, aber dein eigentliches Wesen ist das nicht. Mit dem Raucherproblem gehst du um wie mit jedem anderen Problem auch: Du löst es und befreist dich davon.

Keinesfalls solltest du es weglegen. Das ist genau das, was all jene tun, die versuchen, Nichtraucher zu werden, anstatt ihr Rauchproblem zu lösen. Sie werden früher oder später einen Rückfall erleiden. Und damit das Elend vertiefen.

Keinesfalls solltest du das Problem weiterhin ungelöst vor dir hindümpeln lassen. Du hast durch den Kauf dieses Buches den ersten Schritt getan. Folge dieser Spur weiter und löse dein Rauchproblem ein für alle Mal!

Rauchen ist ein Problem – aber keine unlösbare Sache. Ich verspreche dir nochmals: Die Lösung ist einfacher, als du denkst (und bisher leider wohl auch glaubst).

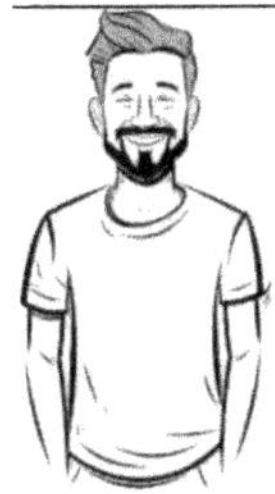

Sieh mich an: Ich bin frei!
Und, ganz unter uns:
Ich genieße diesen Zustand!

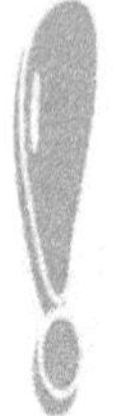 Steh auf und atme tief erleichtert durch.
Du hast zwar eine zweifelhafte Gewohnheit,
aber du bist nicht von Grund auf morsch,
marode, schlecht. Dein Wesen, dein Kern ist
gesund, völlig normal, stark und natürlich! 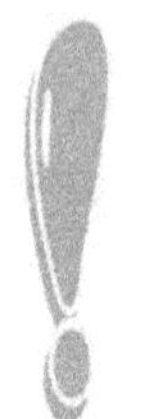

2.6. Die Luft ist unser Nahrungsmittel Nummer eins.

Nach so viel Kopfakrobatik mache ich jetzt bewusst eine Denkpause und wende mich einem rein körperlichen Thema zu: der Atmung.

Hast du dir schon einmal überlegt, was eigentlich wichtiger ist: das Ein- oder das Ausatmen? Nein? Schade. Denn so banal die Frage klingen mag, so aufschlussreich ist die Antwort.

In 24 Stunden atmest du etwa zwanzigtausendmal, meist ganz automatisch, ohne nachzudenken. Das Atmen wird dir nur dann bewusst, wenn du etwas riechst, beispielsweise eine Rose. Jetzt atmest du gerne ein und schnupperst kräftig.

Du kannst bewusst in die Atmung eingreifen, die Atemzüge verlangsamen oder vertiefen. Aber den Atem anhalten, das gelingt dir nur sehr kurz. Und etwas kannst du nie: Du kannst nicht leben ohne Luft. Der Körper hat einen Schutzreflex, er atmet immer automatisch ein. Da der Körper die Lunge immer auffüllt, musst du dafür sorgen, dass die alte, abgestandene Luft vollständig ausgeatmet wird. Unbewegte, abgestandene Luft verringert deine Vitalität. Sie ist eine meist nicht bewusst wahrgenommene Ursache für Müdigkeit und Leistungsschwäche.

Bei Menschen, die rauchen, trifft dies in erhöhtem Maße zu, denn durch den Nikotingehalt der Luft wird der Sauerstoffgehalt herabgesetzt. Der Körper leidet unter einer akuten Sauerstoffunterversorgung.

Das zeigt sich ganz deutlich daran, dass viele rauchende Menschen unter Asthma oder asthmaähnlichen Symptomen leiden.

Wichtig beim Atmen sind natürlich sowohl das Ein- als auch das Ausatmen. Aber du kannst deine Lungen nur dann vollständig füllen, wenn du erst einmal tüchtig und vollständig ausgeatmet hast.

Darf ich dir einen Trick verraten, wie du deine Atmung kontrollieren kannst? Atme in den Bauch! Ja, ich weiß, die Lunge sitzt im Brustkorb und nicht im Bauch. Trotzdem: Fülle beim Einatmen nicht die Brust, sondern deinen Bauch. Achte darauf, wie sich die Bauchdecke beim Einatmen vorwölbt und wie sie beim Ausatmen zwischen die Beckenknochen einsinkt.
Die Lungenspitzen liegen auf dem Zwerchfell auf. Durch das Ausdehnen der Lunge beim Einatmen drücken sie auf den Bauchraum. Diese Bewegung ist hochwillkommen, denn unsere Verdauung ist nicht nur ein chemischer, sondern auch ein mechanischer Prozess. Der Speisenbrei im Darm muss durchmischt, bewegt und vorwärtstransportiert werden. Durch die Bauchatmung erhältst du eine kostenlose Bauchmassage und beugst der Verstopfung vor. Und du versorgst deinen Organismus mit genügend frischem Sauerstoff. Er ist wichtiger als alles Essen, denn ohne Atmen überlebst du nur einige wenige Minuten. Ohne Trinken Tage, ohne Essen Wochen.

> **Tiefe Atemzüge liefern Vitalität, einen klaren Kopf und eine regelmässige Verdauung.**

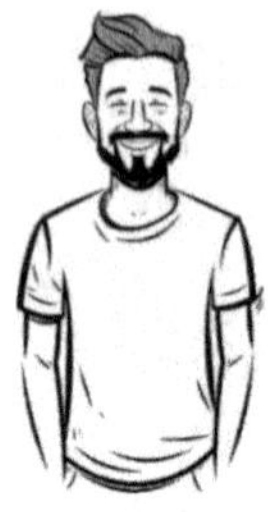

Sei kein Frosch. Versuch es jetzt! Steh auf, öffne das Fenster und atme tief und vollständig aus. Dann atme einige tiefe, langsame Atemzüge in den Bauch. Achte darauf, wie sich deine Bauchdecke bewegt. Wenn es im Stehen nicht gelingt, dann leg dich möglichst flach auf den Rücken und halte eine Hand auf den Bauch. Mach ein Spiel daraus. Lass deine Hand den Lift fahren. Beim Ausatmen sinkt deine Hand in den Keller, beim Einatmen fährt der Lift bis in den zweiten Stock.

Übe diese Atmung immer wieder im Alltag. Einfach dann, wenn du daran denkst. Während der Vorbereitungstage mindestens 5- bis 7-mal bewusst. Diese Art der Atmung eignet sich übrigens auch hervorragend dafür, Stress und Angst abzubauen. Ärger am Telefon? Bleib ruhig, leg auf. Steh nun auf, öffne das Fenster und atme fünf bis zehn Mal kräftig durch. Du wirst sehen, dass der größte Teil des Ärgers weg ist!

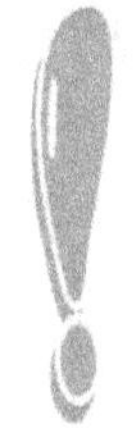 Das tiefe Atmen in den Bauch solltest du immer und immer wieder üben. Ich selbst habe etwa sechs Monate benötigt, bis sich mein Organismus umgestellt hatte und nicht mehr oberflächlich hechelte, sondern wirklich volle und tiefe Atemzüge nahm. 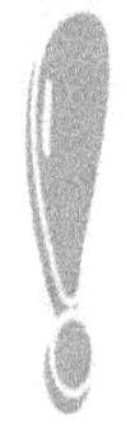

2.7. Erstelle ein Aktivbild

Nach diesem Ausflug zu einem körperlichen Aspekt kommen wir zum nächsten Punkt, zur Mentalkraft. Wir bereiten uns immer noch vor, den Psychoterror, dem wir jahrzehntelang erlegen sind, zu knacken bzw. umzudrehen und diese riesige psychische Kraft für uns wirken zu lassen. Unsere stärkste Waffe dabei ist das Aktivbild, eine von mir entwickelte Methode der Selbstbeeinflussung, mit deren Hilfe ich in meinem Leben so gut wie alles erreicht habe, was ich mir erträumt habe.

Über gleiche phänomenale Wirkungen berichten auch meine Seminarteilnehmer.

Das Aktivbild besteht aus einem Text und einem Bild. Das Bild für dieses Aktivbild hast du bereits ausgesucht, es ist dein Foto aus glücklichen Tagen. Einen Textvorschlag gebe ich dir hier:

„Dank der Urkraft bin ich ein eingefleischter Nichtraucher. Ich bin frei, unbelastet, vital, glücklich und vor allem bin ich rauchfrei.
Ich hasse Tabak in jeder Form (Zigaretten, Zigarren, Pfeife) wie die Pest. Der bloße Gedanke an das Rauchen macht mich krank, ekelt mich. Mir wird speiübel. Ich verabscheue den Qualm, den Gestank, den Dreck, die Abhängigkeit. Die ekelhafte, teure und gesundheitszerstörende Sucht habe ich definitiv überwunden. Sie ist abgestreifte Vergangenheit ohne jegliche Bedenken, ohne Reue, ohne Angst, ohne Verlust. Sie gehörte nie in mein Leben. Sie war nie Teil meines wirklichen Wesens. Sie ist vorbei, vergessen. Ich bin frei und fühle mich absolut wohl. Ich bin glücklich, frei, erlöst. Ich atme tief durch und freue mich jede Minute meines Lebens über meinen Gesundheitsgewinn, den reinen Atem und die Geldersparnis.“
„Ich freue mich, dass ich mir nun .... (z.B. meine Rolex) leisten kann.“

Deine Vision kann, muss aber keineswegs ein materielles Gut sein. Die Vision kann beispielsweise auch lauten: „Ich freue mich, dass ich nun den richtigen Lebenspartner finde.“ Diese Formulierung wählst du, wenn du bisher eher gehemmt warst, dich beispielsweise über den schlechten Atem Sorgen gemacht hast oder dich selbst als abstoßend empfandest. Da du nun vom Rauchen frei bist, darfst du ruhig deiner Freude darüber Ausdruck geben, dass du deinen Partner findest.

Nimm jetzt ein Blatt im Format A4, klebe oben in die Mitte dein spezielles Foto auf und übertrage den vollständigen Text wortwörtlich auf das Blatt. Darunter lasse freien Raum und notiere dann:

1. Tag: ....
2. Tag: ....
3. Tag: ....
4. Tag: ....
5. Tag: ....
6. Tag: ....

Hinter jedem Tag lässt du die Zeile frei. Dort trägst du später die Benutzung des Aktivbildes ein. Jedes Mal, wenn du das Aktivbild konsultiert hast, machst du einen Strich. Am Ende eines jeden Tages solltest du mindestens 5 Striche haben.
Die Übergangszeit dauert in der Regel vier Tage. Unter gewissen Umständen solltest du sie aber verlängern. Deshalb siehst du auch einen fünften und einen sechsten Tag vor.

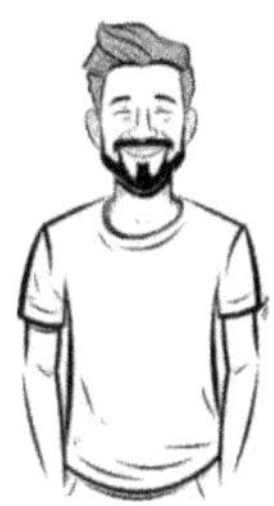

Als ich das das erste Mal las, musste ich es gleich nochmals lesen. Werde ich da jetzt manipuliert, oder was? Heute, nach Jahren ohne Zigaretten, benutze ich die Aktivbildtechnik für unterschiedliche Ziele in meinem Leben. Ich bin von einem kritischen Saulus in einen begeisterten Paulus verwandelt worden. Für mich funktioniert diese Methode viel besser als positives Denken oder Imaginationstechniken.

Muster Aktivbild

Mein neues Leben

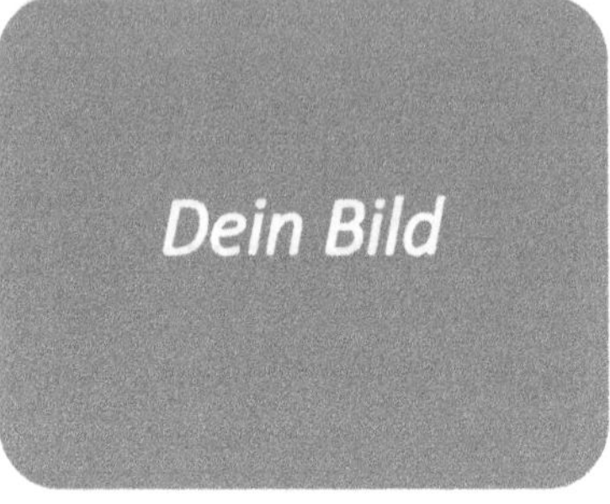

„Dank der Urkraft bin ich ein eingefleischter Nichtraucher. Ich bin frei, unbelastet, vital, glücklich und vor allem bin ich rauchfrei.

Ich hasse Tabak in jeder Form (Zigaretten, Zigarren, Pfeife) wie die Pest. Der bloße Gedanke an das Rauchen macht mich krank, ekelt mich. Mir wird speiübel. Ich verabscheue den Qualm, den Gestank, den Dreck, die Abhängigkeit. Die ekelhafte, teure und gesundheitszerstörende Sucht habe ich definitiv überwunden. Sie ist abgestreifte Vergangenheit ohne jegliche Bedenken, ohne Reue, ohne Angst, ohne Verlust. Sie gehörte nie in mein Leben. Sie war nie Teil meines wirklichen Wesens. Sie ist vorbei, vergessen. Ich bin frei und fühle mich absolut wohl.

Ich bin glücklich, frei, erlöst. Ich atme tief durch und freue mich jede Minute meines Lebens über meinen Gesundheitsgewinn, den reinen Atem und die Geldersparnis. "

„Ich freue mich, dass ich mir nun .... (z.B. meine Rolex) leisten kann. "

Auf der Rückseite die Benutzer-Kontrolle / Strichliste:

Tag 1: ....

Tag 2: .... usw.

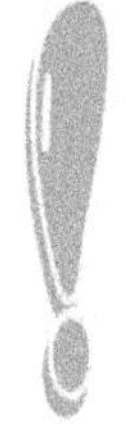 Das Aktivbild ist bei weitem die stärkste Waffe im Kampf gegen deine Gewohnheit. Mit dem korrekten Erstellen und Anwenden steht und fällt dein Erfolg. Deshalb empfehle ich dir, dein Aktivbild jetzt zu erstellen. 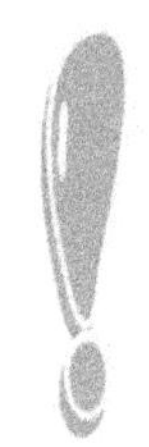

Ich bin sicher, du wirst es so lieb gewinnen, dass du diese Methode für viele andere Probleme auch anwenden wirst. [4]

2.8. Der Vorabend

Wenn du alle Arbeiten der Planung abgeschlossen hast und wenn du deinen Zeitpunkt für den Beginn der vier Vorbereitungstage bestimmt hast, dann bleibt dir jetzt, am Vorabend, nur noch Folgendes zu tun:

Stelle dich mental darauf ein

Zur mentalen Einstimmung gehört, dass du vor dir selbst deinen Entschluss, mit der Raucher-Gewohnheit definitiv zu brechen, nochmals ausdrücklich erneuerst. Baue Vorfreude auf das Leben ohne diese lästige Angewohnheit auf. Sprich zu dir: „Ich freue mich darauf, frei zu sein. Ich freue mich auf die Geldersparnis. Ich juble über die Vitalität und Jugendlichkeit." Lebe in Bildern und Fantasien. In deiner Zukunft, die sich sehr, sehr bald verwirklicht.

Sieh dich in den Ferien am Strand. Du watest ins Wasser und beginnst mit kräftigen Zügen ins offene Meer hinauszuschwimmen. Du fühlst dich fit, atmest regelmäßig, leicht und tief in deine Lungen.

Sieh dich bei einer Weindegustation. Du kostest einen guten Tropfen, lässt den samtigen Geschmack des Bordeaux über deine Zunge rollen,

---

[4] Siehe dazu auch mein Buch „Nimm dein Unterbewusstes an die Hand und führe es zu Gesundheit, Energie und Lebensfreude". Tredition Verlag Hamburg

prüfst den perlenden Effekt und schmeckst das fruchtige Aroma. Du genießt dein wiedererwachtes Geschmacksempfinden in vollen Zügen.

Wähle dein Vorabend-Nachtessen bewusst

Verzichte heute auf schweres, fettes oder scharf gewürztes Essen. Wähle etwas wirklich Einfaches und Leichtes, beispielsweise einen Gemüseteller. Verzichte heute Abend auf fetthaltiges Fleisch, verzichte auf heftige Gewürze, verzichte auf eine Nachspeise. Verwende liebliche Kräuter. Bitte keinen Käse, kein Eis, keinen Espresso, keinen Absacker, keinen …

Bereite das Zitronengetränk vor

Für die Kur benötigst du ein spezielles Entgiftungs-Getränk aus Zitronen. Das solltest du am Vorabend vorbereiten. Das Getränk – du benötigst zwei Liter pro Tag - bereitest du wie folgt vor:
Presse pro Liter Wasser eine und eine halbe Zitrone aus, füge dann drei bis fünf Esslöffel Ahornsirup hinzu und streue Cayennepfeffer darüber. (du kannst Cayennepfeffer in Pulverform oder in flüssigem Konzentrat verwenden. In beiden Fällen je wenig davon.,)
Rühre das Getränk gut um und fülle es in Flaschen ab. Wenn du morgen aus dem Haus gehst, dann sollten es Flaschen sein, die du gut verschließen und mitnehmen kannst.
Bitte probiere das Getränk. Du darfst die Menge Ahornsirup und Cayennepfeffer etwas variieren, so dass es ein angenehmes Getränk ergibt.
Um abzuwechseln, gibt es das Zitronengetränk in einer zweiten Variante: Hier nimmst du Ingwer an Stelle von Cayennepfeffer. Nimmt frische Ingwerwurzeln, etwa Daumen-gross, und reibe sie mit einer feinen Reibe in das Getränk. An Stelle von Ahornsirup ist auch Honig erlaubt. Beides nutzt du aber nur in kleinen Mengen, lediglich um den Geschmack etwas zu verbessern.

Geh so zeitig ins Bett, dass du genügend Schlaf erhältst
Mit dem Schlafen ist es so eine Sache. Einige Menschen schlafen viel, d.h. sie liegen bis weit in den Vormittag im Bett und nennen das Schönheitsschlaf. Andere Menschen gönnen sich zu wenig Schlaf. Normal sind sechs bis acht Stunden, wobei insbesondere auf die Qualität, d.h. auf die Tiefschlafphase zu achten ist. Diese besonders erholsame Periode kannst du verlängern, wenn du dich vor dem Einschlafen mit positiven Gedanken darauf einstimmst. Gönne deinem Körper genügend Ruhezeit. Er hat es nötig, denn du forderst ihn in den kommenden Tagen. Bitte denk nicht, du würdest den fehlenden Schlaf in den Ferien oder im Urlaub nachholen. Schlaf kann man nur sehr beschränkt vor- oder nach- holen. Wird dem Körper genügend Schlaf vorenthalten, reagiert er mit Nervosität, Konzentrationsschwäche, erhöhtem Vitaminbedarf, depressiven Anwandlungen – und vorzeitigen Alterserscheinungen.
Richte deinen Schlaf am Vorabend so ein, dass du am ersten Vorbereitungstag eine Viertelstunde früher aufstehst als sonst. Diese fünfzehn Minuten benötigst du für die zusätzlichen Verrichtungen am Morgen. Falls notwendig, stelle den Wecker eine Viertelstunde früher ein.
Das zeitige Aufstehen ist elementar wichtig. Stress und Hektik am Morgen sind dem Erfolg sehr abträglich. Das Gleiche gilt für Müdigkeit am frühen Morgen.

Verdauung
Sorge dafür, dass du am Morgen des ersten Vorbereitungstags, möglichst gleich nach dem Aufwachen, einen normalen, weichen Stuhlgang haben wirst. Wenn deine Verdauung unregelmäßig funktioniert oder wenn du unter chronischer Verstopfung leidest, dann solltest du am Vortag viel Wasser trinken und ein leichtes Abführmittel nehmen. Es ist unbedingt erforderlich, dass du während der Vorbereitungstage einen regelmäßigen Stuhlgang hast.

Das entspannende Bad
Solltest du unter Einschlaf- oder Schlafstörungen leiden, bitte ich dich, unmittelbar vor dem Zubettgehen ein Bad zu nehmen. Verwende dafür aber kein tonisierendes Badesalz. Steige vielmehr ins Wasser und lasse langsam etwas warmes Wasser nachlaufen. Steigere so die Wassertemperatur langsam und kontinuierlich. Entspanne dich. Träume. Male dir aus, wie herrlich und frei dein Leben sein wird ohne die lästige Angewohnheit, zu rauchen.
Nach dem Bad trocknest du dich ab und gehst ins Bett. Hänge auch hier weiter angenehmen Gedanken nach. Alles Negative, alle Angst weist du strikt und hartnäckig immer wieder ab und weg. Bleibe stur bei deinen angenehmen Gedanken. Hier und heute hat nur Erfreuliches Platz. Alles andere weist du konsequent ab.

Der Leberwickel
Die Leber ist das Organ, das Schadstoffe entgiften und für die Ausleitung bereitstellen muss. Du willst dich von den Sucht- auslösenden Giften befreien – was liegt da näher, als deine Leber zu Höchstleistung anzuregen? In der Naturheilkunde gibt es dafür eine bewährte und einfach Methode: den Leberwickel. Du bist frei den Leberwickel ein oder zwei Mal pro Tag zu machen. Es ist egal ob morgens oder abends oder beide Male. Die Leber ist froh und dankbar für jede Hilfe.[5]

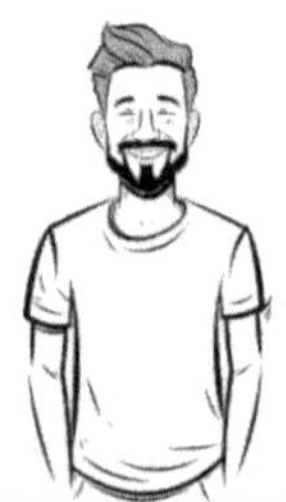

Ja, ab morgen gilt es ernst.
Aber hey, keine Angst.
Ich helfe dir immer wieder.
Verlass dich ruhig auf meine Ratschläge.

---

[5] Den Leberwickel stelle ich in Anhang 1 vor.

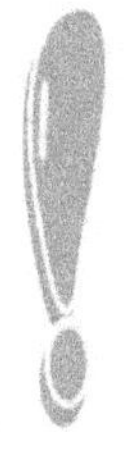

Mit einer guten Planung ist der halbe Krieg bereits gewonnen. Du wirst, wie viele andere auch, bestimmt als Sieger hervorgehen.

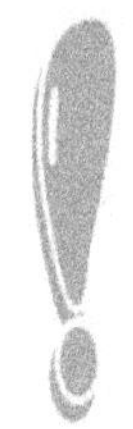

Kapitel 3: Der erste Vorbereitungstag

UND LOS GEHT'S

Die vier Vorbereitungstage
Warum Vorbereitungstage?
Der erste Morgen
Der erste Vormittag
Das erste Mittagessen
Der erste Nachmittag
Der erste Abend

3. Der erste Vorbereitungstag

Ausgangslage:

Du willst Nägel mit Köpfen machen und das Rauchen ein für alle Mal aufgeben. Dazu hast du dich vorbereitet, hast Zitrone, Früchte, Ahornsirup usw. gekauft, ein gutes Foto hervorgekramt und bist jetzt bereit, den ersten Vorbereitungstag in Angriff zu nehmen. Du hast gestern das Getränk angesetzt, es steht bereit.

Hier sind das Programm/die Ziele in Stichworten, die Detailangaben findest du später.

Der erste Morgen

Du stehst mindestens eine Viertelstunde früher als normal auf und durchläufst einen morgendlichen Parcours, bestehend aus Früchten, Zitronensaft, Waschen, Atmen und Aktivbild. Du hast dir geschworen, für vier Tage auf Alkohol zu verzichten und deinen Kaffeekonsum bestmöglich einzuschränken.

Der erste Vormittag

Du lernst die Macht deines Willens kennen. Mit Disziplin ist viel zu erreichen, das erlebst du hautnah.

Das erste Mittagessen

Du beschränkst dich wohlweislich auf Früchte und ergänzt in Ausnahmefällen durch Vollkorntoast, Kartoffeln oder Gemüse und einem leicht verdaulichen Protein wie z.B. Fisch. Du lernst, dass Zucker und Salz Geschmacksräuber sind, die es so gut wie möglich zu vermeiden gilt, denn sie betäuben die Geschmacksknospen, rauben jede tiefe Freude am Essen.

Der erste Nachmittag

Du lernst weitere wichtige Zusammenhänge, insbesondere die durch das Rauchen eingeübte körperliche Automatik und wie du sie durch Berührungen brichst.

Der erste Abend

Du hütest dich wohlweislich, in den rauchgeschwängerten Fernsehsessel zu versinken. Sei vielmehr aktiv, bereite dir ein schmackhaftes Gemüsegericht zu und mache dann einen kleinen Spaziergang. Sorge vor für den kommenden zweiten Tag vor, indem du z.B. das Zitronengetränk zubereitest.

Ziel des ersten Tages, Ziel der Vorbereitungstage

Es geht in diesem ersten Tag bzw. in allen Vorbereitungstagen nicht darum, sich das Rauchen langsam abzugewöhnen. Ein solches Vorgehen würde dir nichts als Stress und Frust bringen. Es geht darum, deinen Körper und deinen Geist so vorzubereiten und einzustimmen, dass du am Ende der Vorbereitungstage das Rauchen mühelos und ohne Entzugserscheinungen ein für alle Mal aufgeben kannst und das auch unbedingt willst.

Die vier Tage schulen dich deshalb auch in einer für den Erfolg wesentlichen Disziplin: Du lernst, konsequent vorzugehen.

3.1. Die vier Vorbereitungstage

Wie du bereits weißt, ist die vollständige und wortgetreue Erfüllung aller Maßnahmen und Anweisungen Voraussetzung für den Erfolg. Da du nun unmittelbar vor dem Beginn der vier Tage stehst, will ich ganz offen sein: Die vier Vorbereitungstage verlangen Einsatz im Sinne von Disziplin und Konsequenz. Das hier aufgezeichnete Programm stellt Forderungen, ist aber gerade deshalb überaus erfolgreich. Bitte lass dich leiten, folgende den Anweisungen.

Es sind ja bloss 4 Tage, die schaffst du locker, nicht wahr?

Und ja: Bitte sei ehrlich zu dir selbst, du tust es für dich selbst. Solltest du in diesen vier Tagen ausrutschen, abweichen oder sollte dir etwas Unvorhergesehenes dazwischenkommen, dann stehen dir zwei Möglichkeiten offen:

> Du kannst den einen Tag, an dem du nicht alle Erfordernisse erfüllt hast, wiederholen und kommst dann auf insgesamt fünf oder mehr Tage.
> Du brichst ab und startest zu einem späteren Zeitpunkt neu.

Die erste Lösung ist dann angebracht, wenn es sich bei der Abweichung um eine Kleinigkeit handelt. Die zweite Lösung ist die wesentlich ehrlichere Variante, denn in Wahrheit gibt es keine Kleinigkeiten in diesem Programm. Jeder einzelne Punkt ist wichtig.

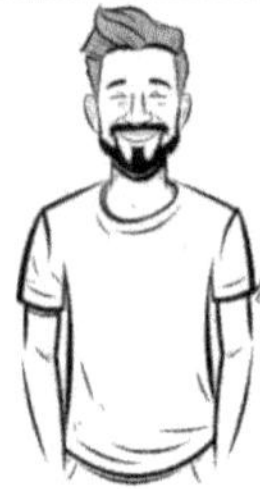

Ich kann es dir ja sagen: Ich habe einen Tag wiederholt – und habe es dann geschafft. Aber er hat schon recht. Ehrlicher wäre gewesen, abzubrechen und die ganze Übung zu einem späteren Zeitpunkt neu zu starten.

3.2. Warum Vorbereitungstage?

Die Vorbereitungstage sind dazu da, deine neue Lebensgewohnheit einzuüben. In diesen Tagen gibst du dir, d.h. deinem Geist und deinem Körper Gelegenheit, sich umzustellen. Du knackst den Psychoterror nicht nur, sondern wandelst ihn um, d.h. du baust deine eigene mentale Welt auf. Du überspielst die jahrzehntelang eingeimpfte Manipulation, löschst sie und übersteuerst sie mit deinen eigenen Gedanken, Meinungen, Handlungen, Gewohnheiten. Gleichzeitig hilfst du deinem Körper bei seinem Bemühen, das Gift so rasch und so vollständig wie irgend möglich loszuwerden.

Die Vorbereitungstage dienen also dazu, dich optimal auf die Stunde null vorzubereiten. In all dieser Zeit wirst du wohl unbewusst weniger rauchen. Du wirst sehen, dass sowohl das gierige körperliche Verlangen abnimmt und dass sich auch die Lust auf einen neuen Glimmstängel rasch verringert. Du arbeitest auf der körperlichen und mentalen Ebene, und diese Arbeit zeitigt zusehends Früchte.

Achtung: Verkrampfe dich nicht in diesen Vorbereitungstagen. Es geht nicht darum, dir das Rauchen langsam abzugewöhnen, denn das wäre eine dauernde Quälerei. Du bereitest in diesen Tagen vielmehr deinen Körper und Geist auf die Stunde null vor. Auf jene Stunde, in der du aus vollster Überzeugung sagst: „Jawohl, das Rauchen lasse ich. Ein für alle Mal." Diesen Entscheid bereitest du vor. Und zwar so, dass er willentlich und aus vollster Überzeugung erfolgt. So hält er für den Rest deines Lebens. Ohne Reue, ohne Angst, ohne Schwierigkeiten, ohne Entzugserscheinungen.

<table>
<tr><td>Beispiel</td><td>Johann war ein ausgesprochen starker Raucher. Seine Nerven waren so zerrüttet, dass er reihenweise neue Zigaretten am Stummel der alten anzündete. Als er alle meine Erklärungen zur Planung kannte, sagte er zu mir: „Verstandesmäßig sehe ich das alles ein, aber ich glaube nicht, dass das Aktivbild und der Zitronensaft einen Entschluss auslösen werden." Ich schloss eine Wette mit ihm ab und sagte: „Wenn du mir den Nachweis dafür lieferst, dass du alle meine Anweisungen wörtlich befolgst, und wenn du nach vier Tagen nicht völlig anders denkst, dann zahle ich dir 100 Franken." Er antwortete: „Einverstanden. Du weißt, dass meine Frau neben mir arbeitet. Ich bin bereit, mich von ihr kontrollieren zu lassen. Mach die hundert Franken mal locker." Er hat sie nie verlangt, sondern das Rauchen aufgegeben. Er schaffte es ohne Probleme.</td></tr>
</table>

Johann glaubte nicht an meine Methode, er glaubte eigentlich auch nicht daran, dass er es schaffen würde. Trotzdem ist es ihm gelungen. Ich versichere dir: Auch du wirst Erfolg haben. Du erhöhst deine Chance natürlich, wenn du an den Erfolg glaubst. Aber meine Methode ist so einfach und so wasserfest, dass sie auch rein mechanisch ausgeführt werden kann. Sie führt unweigerlich zum Erfolg.

Betrachte die Vorbereitungstage als ein Akklimatisieren. Du bist in das Land deiner Träume gereist, hast eine lange Reise hinter dir und benötigst jetzt etwas Zeit, dich zu akklimatisieren. Vorerst ist alles neu und ungewohnt, aber ab dem Tag X bewegst du dich wie ein Bürger des neuen Landes.

Sieh die Vorbereitungstage wie einen Stellenwechsel. Während der ersten paar Tage an der neuen Stelle ist alles ganz anders. Viele neue Eindrücke stürzen auf dich ein, du lernst neue Arbeitsmethoden kennen, musst von alten Meinungen und Gepflogenheiten Abschied nehmen. Du musst dich auf den Chef, das Betriebsklima, die Arbeitszeit, die Kollegen usw. einstellen. Nach der Einführungszeit ist all das Neue für dich selbstverständlich, und du bist dann ein Betriebsangehöriger der neuen Firma.

Um es noch einmal deutlich zu sagen: In der Vorbereitungszeit tust du so, als wärst du bereits von deiner Sucht befreit. Du übst alle Praktiken fleißig ein und lässt dich nicht aus der Ruhe bringen, wenn du dich trotzdem beim Rauchen ertappst.
Alle meine Anweisungen schreibe ich so, als hättest du deine Sucht bereits überwunden. Du bist aber noch am Üben. Da du noch im Training bist, entsteht bei dir kein Stress, wenn du dich mit einer Zigarette wiederfindest. Beobachte dich andererseits, als würdest du einer anderen Person zusehen. Du wirst rasch feststellen, dass der Heißhunger, die Intensität und die Häufigkeit des Rauchens in diesen Vorbereitungstagen zusehends abnehmen. Lass das alles ganz natürlich geschehen.

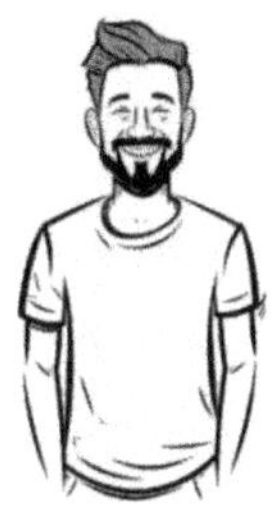

Ganz meiner Natur entsprechend ging ich die Sache damals völlig locker an. Und ich habe es mit Leichtigkeit geschafft. Ja gut, um ehrlich zu sein, einen Tag musste ich wiederholen. Aber am Schluss zählt das Resultat, nicht wahr? Hätte ich von Anfang an alles richtig gemacht, hätte ich es schneller geschafft. Ich bin sicher, du bist klüger als ich und nimmst das Programm an.

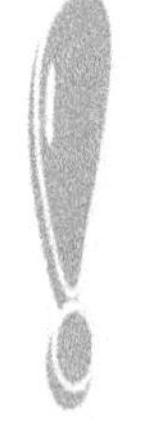

Nutze die Chance der Vorbereitungstage voll aus. Folge dem eingeschlagenen Pfad zu deiner persönlichen Freiheit und Unabhängigkeit.

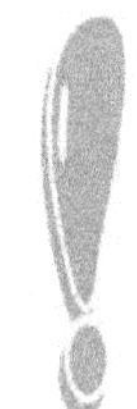

3.3. Der erste Morgen

Aus meiner Beratung weiß ich, dass für viele Menschen die erste Zigarette am Morgen die wichtigste des ganzen Tages ist. Steh rasch auf und verhindere so das lange Nachdenken bzw. das Aufschaukeln der Gier. Steh auf und trink ein Glas Zitronensaft.

(Wenn die Gier über Hand nimmt, rauche die Zigarette, du bist in den Vorbereitungstagen.)

Dann suche die Toilette auf.

Frühstück / Vitamine

Dann frühstückst du. Als Frühstück isst du frische Früchte, wenn möglich Orangen, Kiwi (also Vitamin C) mit etwas Mager-Quark. Mach ein

Müsli: Quark, einen bunten Strauss frische Früchte, Leinöl.[6] Nein ich bin nicht so sehr für Fruchtsaft, das Fruchtfleisch ist wichtig für deine geordnete Verdauung.

Dann nimm die Nahrungsergänzungsmittel, d.h. die Vitamine nach Anweisung. Nichts sonst. Iss allerdings so viele Früchte, wie du gerne möchtest, aber wirklich erst, nachdem du auf der Toilette gewesen bist. Sollte dein Stuhlgang nicht funktionieren, dann schiebe das Frühstück hinaus. Nimm dein Müsli mit zur Arbeit. Trinke in diesem Fall als Ersatz Zitronensaft.[7]

Viele Menschen wagen nicht, an ein Aufgeben zu denken, weil sie sich vor Hunger fürchten. Aus diesem Grund betone ich hier nochmals, dass du zum Frühstück rein mengenmässig so viel von deinem Früchte-Müsli essen darfst, wie du gerne möchtest.

Alkohol und Kaffee

Damit wir uns in Bezug auf Getränke richtig verstehen: Wenn ich hier von Trinken spreche, dann meine ich primär Wasser. Auch etwas stark verdünnter Kräutertee ist denkbar. Zitronensaft erwähne ich speziell, siehe dazu später. Alkohol, Alkopops, Süssgetränke, Red Bull usw. sind während den Vorbereitungstagen absolut verboten – und zwar in jeder Form und jeder Tropfen davon. Auch koffeinhaltige Getränke wie Kaffee, Schwarztee, Cola usw. solltest du so gut als irgend möglich meiden.

Kaffee hat eine ähnliche Wirkung wie das Rauchen (Nikotin und Koffein sind irgendwo verwandte Stoffe!). Deshalb steigert der Konsum von Kaffee deine Gier nach Zigaretten. Zudem spielt Koffein ähnlich derb mit deinen Nerven wie Nikotin, d.h. es macht dich nervös, fahrig und deine Konzentrationsfähigkeit leidet. Meide koffeinhaltige Getränke wie die Pest. Wenn es gar nicht anders geht, dann versuche es

---

[6] Gesunde, artgerechte Ernährung: Arnold H. Lanz, Top 10 Ernährung.
[7] Eine schleppende, langsame Verdauung kann man mit Zimt, Ingwer, Kurkuma anregen.

mit Malzkaffee als Ersatzprodukt. Hände weg von koffeinfreiem Kaffee. Auch die Light-Zigaretten sind abgespeckt und abgemagert – und halten die Gier dennoch aufrecht, denn die meisten Schadstoffe sind trotzdem vorhanden. Sollte dir trotz all dieser Vorschläge der Verzicht auf Kaffee nicht vollständig gelingen, dann trink nach jeder Tasse Kaffee bitte umgehend die doppelte Menge lauwarmes Wasser. Versprichst du mir das?

Wenn du absolut nicht auskommen kannst ohne Kaffee, dann nimm einen starken Espresso ohne Milch, ohne Zucker. Analog bitte für Schwarztee.

Wasser

Wenn ich von Wasser spreche, dann meine ich das ganz gewöhnliche Trinkwasser und nicht etwa Mineralwasser oder sonst irgendein Süßgetränk, insbesondere nicht eine Cola oder Ice-Tea oder einen Energy-Drink. Solltest du kein Trinkwasser haben oder deinem Wasser nicht trauen, dann verwende Mineralwasser ohne Kohlensäure. Kohlensäure ist ein Abfallprodukt unseres Körpers, wir atmen es aus. Es macht denkbar wenig Sinn, unserem Organismus etwas zuzuführen, was er ohnehin wieder ausscheiden muss. Kohlensäure ist ein Sauerstoffräuber. Du benötigst so viel Sauerstoff wie irgend möglich, denn ein klarer, wacher Verstand ist eine der Voraussetzungen für den Erfolg.

Zitronensaft

Trinke bitte jeden Tag zwei Liter Zitronensaft. Bitte schluckweise. Geniesse, kaue deinen Zitronensaft. Du darfst zusätzlich so viel Wasser trinken, wie du magst.

Bitte trinke ganz grundsätzlich zwischen den Mahlzeiten. Also z.B. am frühen Morgen gleich beim Aufstehen, dann eine oder zwei Stunden nach dem Frühstück usw. Zu den Mahlzeiten selbst trinkst du ganz, ganz wenig oder besser gar nichts. Um jedes Missverständnis auszuschließen: Wenn deine Mahlzeiten um 07:00, 12:30 und 19:00 Uhr liegen, dann darfst du in den Zeiten 08:00 bis 11:30 und 13:30 bis 18:00 und nach 20:00 Uhr trinken.

Kontrolliere deinen Konsum, indem du den Zitronen-Saft wie vorgeschlagen in Literflaschen abfüllst und die zu trinkende Menge mit dir trägst.

Am Abend kommst du mit leeren Flaschen heim. Durch diese einfache Kontrolle entfällt jedes Zählen von Gläsern oder Ausrechnen der getrunkenen Menge.

Nachdem du weißt, dass der Zitronensaft gut schmeckt, bitte ich dich, dir dieses Getränk zum Liebling Nummer eins zu machen. Du brauchst dabei nichts zu befürchten. Es ist absolut ungefährlich. Genauer gesagt ist es heilsam, denn sowohl die Zitrone als auch der Ahornsirup enthalten für den Organismus wichtige und notwendige Substanzen, insbesondere Vitamine und Mineralstoffe. Du könntest ohne weiteres über Tage allein von diesem Zitronensaft leben und würdest dabei keinerlei Mangelerscheinungen erleiden.

Zudem ist die Zitrone ein hervorragendes Reinigungs- und Entschlackungsmittel. Sie hilft dir, die suchtbildenden Substanzen auszuscheiden, d.h. alte Depots aufzulösen und abzubauen. Dieser Prozess wird durch Cayennepfeffer verstärkt.

Mach den Zitronensaft zu deinem Lieblingsgetränk. Variiere die Zusammensetzung Ingwer/Cayennepfeffer - Ahornsirup/Honig, damit du Abwechslung hast.

> **Mach den Zitronensaft zu deinem Lieblingsgetränk.**
> **Variiere die Zusamamensetzung.**

Ich bitte dich hier nochmals, alle meine Anweisungen wortwörtlich umzusetzen. Anhand des Cayennepfeffers kann ich gut erklären, warum. Pfeffer ganz allgemein und der Cayennepfeffer insbesondere, wirkt wie eine kleine Provokation auf die Magenschleimhäute. Er reizt deinen Verdauungsapparat, auch alte Verkrustungen und Ablagerungen zu lösen und auszuscheiden. Dieser Prozess ist hochwillkommen. Übertreibe es aber nicht. Ein kleine Menge Pfeffer genügt und ist unbedenklich. Eine übergroße Menge Cayennepfeffer über längere Zeit könnte eine Magenblutung auslösen.

Wenn du so viel trinkst, wie ich vorschlage, dann wirst du vermutlich im Magen ein Plantschen oder Glucksen hören. Und zudem wirst du während des Tages öfters zur Toilette gehen müssen. Das ist nicht nur normal, sondern ein gutes Zeichen dafür, dass dein Körperumsatz läuft und dass Fremdstoffe ausgeschieden werden.
Die Wichtigkeit des Wassers möchte ich hier nochmals unterstreichen. Unser Körper besteht zu etwa zwei Dritteln aus Wasser. Wir verlieren durch die Atmung, durch Schwitzen und durch Ausscheidungen laufend größere Wassermengen. Diese zu ersetzen, ist wesentlich wichtiger als Essen. Noch eine Zahl: Das Gehirn besteht sogar zu 75% aus Wasser. Nähre es reichlich, trink!

Solltest du, aus welchem Grund auch immer, den Zitronensaft nicht mögen, dann beschaffe dir einen Entschlackungstee. Lass dich von kompetenter Stelle beraten. Es muss ein ausgewogenes Getränk sein, denn du nimmst es über einen längeren Zeitraum ein. Als Alternative aus meiner Sicht eignet sich beispielsweise der Calli-Tee, ein Kräutertee, der nach der traditionellen chinesischen Medizin und der Lehre der Fünf Elemente hergestellt wird. Da dieser Tee wohl schwieriger zu beschaffen ist als Zitrone und Ahornsirup, bleibt das Zitronengetränk erste Wahl. Weitere Alternative: Leber-, Nieren- Tees.

Atmen

Im Ablauf heute Morgen hatten wir bis jetzt die Toilette, das Wasser, den Zitronensaft, das Frühstück bzw. das Früchte-Müsli. Nun kommt das Atmen. Öffne das Fenster und gönne deinem Organismus eine tüchtige Ration Sauerstoff. Atme während mindestens drei Minuten kräftig in den Bauch ein und aus. Kontrolliere dich mit der Uhr. Drei Minuten sind wenig, wenn man es liest, aber wenn man am Fenster steht, können sie sich dehnen. Dieses Atmen weckt deine Lebensgeister zuverlässiger als jede Zigarette und auch als jeder Kaffee.

Waschen

Als nächstes gehst du ins Bad und nimmst deine übliche Dusche oder dein Bad. Putz auch die Zähne wie üblich. Solltest du nicht richtig voll und ganz wach sein, etwa, weil dir der Kaffee fehlt, dann nimm einen Waschlappen, halte ihn unter das kalte Wasser und beginne den linken Arm langsam abzureiben. Kühle den Waschlappen mehrmals und reibe deinen Arm so lange ab, bis sich die Haut rötet. Den gleichen Vorgang wiederhole beim rechten Arm. Frottiere dich gründlich ab. Lass es am ersten Morgen bei den Armen bewenden. Die nächsten Tage kannst du auch die Beine und/oder den Oberkörper kalt abwaschen und ab-rubbeln. Wenn du kaltes Wasser grundsätzlich verabscheust, reibe deine Arme mit einem Sisalhandschuh ab. Damit erzielst du eine ähn-lich gute Wirkung.

Du wirst sehen, dass das kalte Abwaschen mit anschließendem Frot-tieren die Lebensgeister wesentlich nachhaltiger weckt als jeder Kaf-fee. Kaffee hat nämlich eine ähnliche Eigenschaft wie Nikotin. Er weckt zwar im ersten kleinen Augenblick, aber dieser wünschenswerte wa-che Zustand hält nicht lange an. Ganz im Gegenteil bewirkt Kaffee da-nach ein erhebliches Abfallen der Leistung.

Aktivbild

Nun hast du deine Toilette vollständig beendet und ziehst dich an. Bevor du das Haus verlässt, kommt das Schönste am Morgen. Setz dich an einen absolut ruhigen Ort und beginne, das Aktivbild zu essen. Essen? Ja, die Beschäftigung mit dem Aktivbild ist ein geistiges Essen. Lies den Text laut und betrachte das Bild. Versuche, alles um dich herum zu vergessen und dich voll und ganz auf das zu konzentrieren, was da steht. Weise jeden störenden, widersprüchlichen Gedanken konsequent von dir. Lies hartnäckig und ganz stur, was da steht. Immer und immer wieder. Verbanne alles, aber auch wirklich alles, was diesen Worten auch nur im Ansatz widersprechen würde.

Nimm das Aktivbild als Versprechen an dich selbst. Nimm die Worte des Aktivbildes als die reine Wahrheit und nichts als die Wahrheit. Lege dir geistige Scheuklappen an und sprich stur vor dich hin und betrachte dabei das Bild. Kontrolliere dich auch hier mit der Uhr. Nach fünf Minuten markierst du deine Lesung mit einem Strich unten auf dem Aktivbild, stehst auf, streckst und dehnst dich, packst das Aktivbild und den Zitronensaft ein und gehst zur Arbeit. Auf dem Arbeitsweg hängst du intensiv dem Gelesenen nach. Weise weiterhin jeden Zweifel, jeden abschweifenden Gedanken stur und konsequent zurück. Argumentiere mit deinen zweifelnden Gedanken: „Es steht da, also ist es richtig!" Wenn du jemals in deinem Leben stur und hartnäckig gewesen bist, hier ist die Stelle und der Moment, in dem du dich selbst übertreffen kannst. Schließe die Augen für alles andere. Nur das Aktivbild zählt. Was da steht, ist dein Leben. Davon hängt deine ganze Zukunft ab. Bleibe stur.

Medikamente, Nahrungsergänzungsmittel

Ich hoffe, du benötigst keine Chemie. Andererseits: Medikamente, die du einnehmen musst, solltest du weiterhin nach Arzt-Rezept nehmen. Wenn du (weitere) Vitamine (Nahrungsergänzungsmittel) nimmst: Nimm sie weiterhin wie gewohnt.

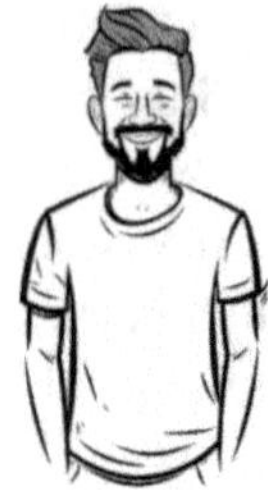

Uff, ein ganzer Rattenschwanz, was er uns da zumutet, der Herr Autor. Hast du es geschafft? Nein? Dann hier mein Tipp. Tu unbedingt mindestens Folgendes:

- ❖ Sofort aufstehen
- ❖ Ein Glas lauwarmes Wasser trinken
- ❖ Ein Glas Zitronensaft trinken
- ❖ Zur Toilette gehen
- ❖ Frühstücken, Früchte-Müsli
- ❖ Vitamine zu dir nehmen
- ❖ Tüchtig durchatmen
- ❖ Duschen / waschen und dich danach definitiv aufwecken durch kaltes Abwaschen
- ❖ Das Aktivbild intensiv lesen, studieren, meditieren
- ❖ Zur Arbeit gehen / den Alltag beginnen

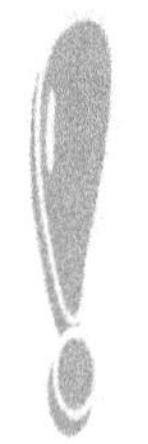
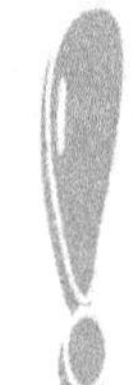

Hast du alles geschafft?
Mach einen Spickzettel.
Kontrolliere es, Punkt um Punkt.

Und dann klopf dir auf die Schulter:
Gratulation! Weiter so!

3.4. Der erste Vormittag

Knüppel aus dem Sack

Jedes Mal, wenn die Gier nach einer Zigarette aufsteigt, greifst du zum Zitronensaft. Verwende zudem das Aktivbild wie einen Knüppel aus dem Sack. Hervorziehen, lesen, wieder einstecken. Du wirst sehen, dass dein eigenes Gedankengebäude in Bezug auf die Zigaretten Wunder wirkt und systematisch die Lügen der Werbung übersteuert. Das tust du nicht nur heute, sondern während der ganzen Vorbereitungszeit, also alle die Tage.

Setze deinen Willen ein

Denk daran, dass die Gier nach einer Zigarette lediglich etwa drei Minuten dauert. Das kannst du selbst kontrollieren. Wenn die Sucht aufsteigt, lege die Uhr neben dich. Sage dir: „Eine Minute kann ich gut durchhalten ohne Zigaretten. Ich bleibe Sieger." Sieh, wie der Zeiger vorwärtsrückt, und denke intensiv an deinen Sieg. Nach einer Minute sage dir: „Eine Minute habe ich geschafft, es wäre gelacht, wenn ich nicht eine zweite Minute schaffen würde. Ich bin und bleibe Sieger." Wiederum denkst du nur an deinen Sieg und betrachtest den Zeiger. Das Gleiche tust du für die dritte Minute. Nach diesen drei Minuten wirst du feststellen, dass die zwingende Lust auf diese Zigarette so gut wie verflogen ist. Du hast den Bann gebrochen.

> **Willensanstrengung stärkt deine Disziplin.**

Solche Kraftakte deines Willens sind wichtig für dein Selbstbewusstsein. Und auch, um zu erkennen, dass die Gier tatsächlich abflaut. Und um festzustellen, dass du in deinem innersten Wesen Nichtraucher bist, d.h. dass die Sucht im wahrsten Sinne des Wortes anerzogen, angelernt ist und keine eigentliche Gewalt über dich hat. Mute dir solche

Anstrengungen aber nicht dann zu, wenn du in beruflicher Hochspannung oder unter Dauerstress stehst, sondern nur dann, wenn du dich dazu auch fit fühlst. Im hektischen Alltag nimmst du einen Schluck Zitronensaft, rufst dir das Aktivbild in Erinnerung und kümmerst dich nicht weiter darum, ob du rauchst oder nicht rauchst. Was zählt, ist das Endergebnis. Das Rauchen jetzt bereits aufgeben zu wollen, ist reine Überforderung. Du hast erst gerade begonnen mit der Therapie. Gib dir etwas Zeit. Konzentriere dich auf die Schritte, die ich dir hier vorgebe, und du wirst dein Ziel mit Sicherheit und System erreichen.

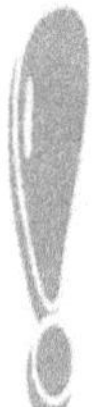 Wille und Disziplin sind große Mächte, mit denen du viel erreichen kannst. Da der Wille durch das Unterbewusstsein unterwandert werden kann, solltest du dich nicht allein darauf verlassen. Deshalb lernst du neben der reinen willentlichen Kraftanstrengung unterstützende Methoden, die dich als ganzheitlichen Menschen sorgfältig und eingehend auf das Aufgeben vorbereiten. 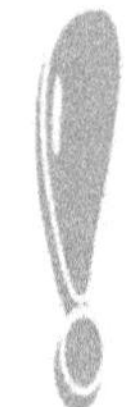

3.5. Das erste Mittagessen

Früchte

Dein Mittagessen besteht heute aus Früchten und etwas Fisch oder Poulet. Iss, insbesondere von den Früchten, so viel du möchtest. Kombiniere etliche, damit du eine Menge kriegst, kombiniere, was immer du Lust hast.

Zu den Früchten zähle ich auch roh genießbare Frucht-Gemüse, wie z.B. Tomaten und Avocados.

Mach dir bewusst:

- ❖ Früchte sind Vitaminbomben.
- ❖ Früchte sind Gehirnnahrung.
- ❖ Früchte enthalten viel Wasser.
- ❖ Früchte kann man ohne lange Zubereitung und ohne viele Hilfsmittel überall essen.
- ❖ Von Früchten kann man sich den Magen nicht verderben, denn angefaulte Früchte signalisieren mit ihrem Aussehen und ihrem Geschmack, dass sie nicht mehr genießbar sind.
- ❖ Früchte belasten den Verdauungsapparat so gut wie gar nicht, d.h. du wirst dich am Nachmittag nicht müde fühlen.

Oft wird die Befürchtung geäußert, Früchte würden den Organismus übersäuern.[8] Keine Angst, Früchte sind unserem Organismus hervorragend angepasst. Genau genommen sind Früchte die wohl natürlichste und ursprünglichste menschliche Nahrung. Früchte, und zwar auch alle jene, die im ersten Augenblick sauer schmecken, wandeln sich in Fruchtzucker um. Diese Substanz kann von unserem Körper direkt und sofort aufgenommen werden. Früchte verdaut unser Organismus innerhalb von etwa 2 - 3 Stunden. Für Gemüse arbeitet er 3 - 4 Stunden, für Fleisch müht er sich etwa 3 - 6 Stunden ab, für scharfe Gewürze, verfeinerte Speisen und Zucker- und Fett- haltige Kost schuftet er bis zu 12 Stunden. Allein diese Tatsache lässt erahnen, wie gut verträglich Früchte für unseren Körper sind. Früchte darfst du roh, gekocht, gegart essen. Bitte nicht als Konfitüre, die ist in Tat und Wahrheit oft eher Zucker mit etwas Fruchtaroma.

---

[8] Hier geht es darum, deinem Gehirn so viel Hirn-Nahrung als möglich zuzuführen. Normalerweise besteht eine vollständige, artgerechte Nahrung immer aus Früchten/Gemüse plus Eiweiss plus Fett. Nimmt also zu deinen vielen Früchten etwas Fisch und oder etwas Poulet und auch etwas Nüsse/Fette. Der Eiweiss-Anteil verhindert zusätzlich wirkungsvoll, dass der Fruchtzucker überschiesst. Siehe dazu auch: Top 10 Ernährung

Noch ein Punkt: Weil Früchte so rasch verdaut werden, besteht eine Kollisionsgefahr im Magen-Darm-Trakt. Früchte sollten nie als Nachspeise missbraucht werden. Früchte als Nachtisch verhalten sich wie ein ICE, der mit voller Geschwindigkeit auf einen trägen dahinratternden, schwerfälligen Güterzug auffährt. In einem solchen Fall die Schuld an Gasen und Blähungen den Früchten zuzuschreiben, ist recht kurzsichtig.

> **Iss Früchte nie nach einer Mahlzeit,**
> **sondern immer als Vorspeise**
> **oder als Haupt-Speise.**

Vielleicht wundert es dich, dass ich so großes Gewicht auf den morgendlichen Gang zur Toilette lege. Die Erklärung liegt in der Eigenschaft der Früchte. Sie sind ein Super-Nahrungsmittel – aber man sollte diesem ICE wirklich freie Bahn schaffen. Tu das, erlebe wahre Wunder in Bezug auf klaren Kopf und Leistungsfähigkeit. Und das ist genau das, was du benötigst: Einen wachen Verstand und klares Denkvermögen. Du musst dringend das Dickicht und die Lügen der bisherigen Gehirnwäsche durchschauen.

Hunger

Für viele Menschen ist ein kleiner Lunch zu Mittag normal. Für sie dürften Früchte / Protein die ideale Nahrung sein. Sie empfinden auch keinerlei Hungergefühle. Solltest du an ausgiebige Mahlzeiten und schwere Gerichte gewöhnt sein, sind Früchte eine Herausforderung. Nimm diese Herausforderung an. Versuche es. Du darfst – rein mengenmässig viele, sehr viele Früchte essen.
Überbrücke Hungergefühle auch mit dem Zitronensaft-Getränk. Davon darfst du ruhig auch mehr als die vorgeschlagenen zwei Liter trinken.

Solltest du trotz allem unter nagendem Hunger leiden und es nicht mehr aushalten, dann erhöhe den Protein-Anteil und kombiniere auch

Gemüse zu den Früchten. Gemüse und Früchte vertragen sich sehr gut miteinander und dürfen gerne gemischt werden. Vermeide Stärke-haltige Nahrungsmittel so gut als irgend möglich.[9] Zur Not kannst du deinen Speise-Zettel wie folgt ergänzen (wirklich nur zur Not):

- ❖ Kombiniere Früchte mit Gemüse (kochen, nicht roh).
- ❖ Erhöhe den Proteinanteil.
- ❖ Nimm eine kleine Menge Toast (Buchweizen oder Dinkel).
- ❖ Nimm gebackene Kartoffeln. Schneide die Kartoffeln in Scheiben, gib sie auf ein Backblech und backe sie langsam im Rohr. Würze die Kartoffeln beispielsweise mit Kümmel oder Estragon. Vorsicht: Salz ist kein Gewürz, sondern ein Mineral. Meide Salz!
- ❖ Nüsse. Verwende verschiedene Nüsse (ohne Erdnüsse) maßvoll als Ergänzung zu den Früchten.

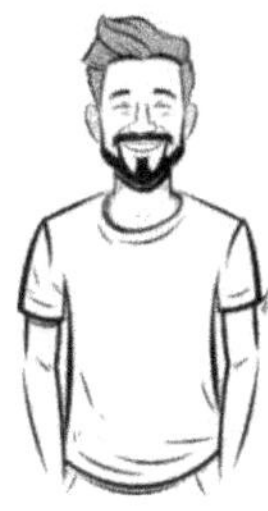

Für mich waren Früchte bestenfalls gut genug für einen Nachtisch. Dass sie Hauptnahrungsmittel sein sollten, kam mir mehr als komisch vor. Bis ich es ausprobierte. Weißt du, was das Erstaunlichste für mich war? Ich hatte keinen Hunger. Und war nach dem Essen nicht mehr müde. Und konnte jederzeit und überall essen. Ach, was soll ich dir weiter vorschwärmen, du glaubst es ohnehin nicht. Also gibt es für dich nur einen Weg: Kaufe Früchte und iss sie! Und auch du wirst sehen: Wo ich recht habe, da habe ich recht.

---

[9] Brot, Nudeln, Reis, Mais usw. sind stark stärkehaltig. Stärke wandelt sich bei der Verdauung in Zucker um. Zucker ist ein starkes Suchtmittel und Süchte möchtest du ja gerade ablegen, nicht wahr?

Salz, Zucker, Gewürze, Instant, Light ...
Salz, Zucker und jede Form von Stärke wirken ähnlich wie Kaffee, sie erhöhen die Gier nach Zigaretten. Da sie in praktisch allen vorbereiteten Lebensmitteln in großen Mengen auftreten, bitte ich dich, während den Vorbereitungstagen dein Essen selbst zuzubereiten. Meide, soweit möglich Restaurants, Büchsen-Konserven, meide Karton-Konserven, Instant- und Light-Produkte, meide vorgefertigte Saucen, Riegel, Schokolade, Süßigkeiten, Süßgetränke aller Art. Kaufe frische Produkte und koche selber. Iss etwas Fisch, Poulet, mageres Richtfleisch. Leg sie auf den Grill, würze mit Kräutern. Das ist weit bekömmlicher und geschmacksintensiver (und leichter verdaubar) als jedes Salzen und jede Marinade.

Wenn du nicht vollständig auf Salz verzichten kannst, dann kaufe ein Kräutersalz.
Wenn du nicht vollständig auf Zucker verzichten kannst, dann verwende den Ahornsirup zum Süßen oder kaufe Birkenzucker Xylit oder Erythrit oder Stevia. Verwende keinen Zucker, in keiner Form, auch nicht künstlichen Zucker bzw. Süßstoffe. Ziehe Ahornsirup auch dem Honig vor.

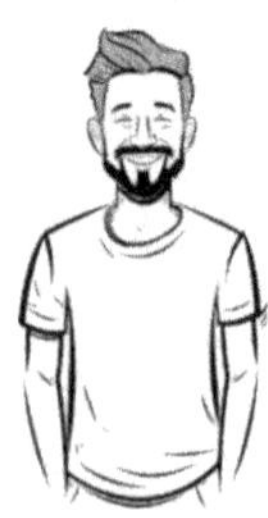

Ich fand das mit dem Salz, den Gewürzen und dem Zucker ja stark übertrieben. Bis ich mich tatsächlich damit auseinandergesetzt habe. Mein Fazit: Erstaunlich, was sich aus frischen Lebensmitteln alles zaubern lässt. Mir wurde klar, dass die Gier nach Zigaretten immer wieder aufblitzte, wenn ich mich mit Genussmitteln ablenken wollte. Es war kein echtes Vergnügen, ich hatte die Zigaretten nachher gleich wieder gewollt. Plötzlich verstand ich, dass ich kein Essen mehr brauchte, um zu genießen. Es war eine echte Befreiung.

3.6. Der erste Nachmittag

Die Berührung

Sicher kennst du spöttische Bemerkungen über Zigaretten wie „Schnuller" oder „orale Befriedigung für Erwachsene". Wir mögen darüber lächeln, trotzdem hat auch hier der Volksmund recht. Als Raucher hebst du jeden Tag einige hundert Mal deinen Arm, berührst deinen Mund und bewegst deine Lippen. Was tagtäglich so intensiv eingeübt wird, ergibt ein feststehendes Muster, das unbewusst abläuft. Läuft es plötzlich nicht mehr, dann fehlt deinem Organismus etwas. So komisch das klingen mag: Dein Körper vermisst es! Das merkst du spätestens dann, wenn du dich ertappst, dass wieder eine Zigarette zwischen deinen Lippen klebt. Der Körper hat die Abläufe wie im Traum bzw. roboterhaft ausgeführt, ohne dass es dir aufgefallen wäre – und das ist das Tragische dabei, ohne dein waches Bewusstsein vorher zu fragen. Er tut es einfach, weil er es so gewohnt ist.

Wenn du dich dabei ertappst, dann solltest du aufstehen und eine Pause machen. Geh am besten ins Bad bzw. auf die Toilette oder nimm deinen Handspiegel hervor. Mach dir zuerst vor dem Spiegel die Bewegung bewusst, die du beim Rauchen ausführst. Sieh dir zu, als würdest du jemand anderen beobachten. Wie läuft die Bewegung genau? Hand zum Mund führen? Welche Mundseite? Was genau wird berührt? Die Wange, die Lippen? Wenn das klar ist, leg die Zigarette weg und versuche die gleiche Bewegung noch einmal. Jetzt aber berührst du die Lippen oder die Wange mit der Hand bzw. mit den Fingern, so im Vorbeigehen, als kleines Streicheln. Trainiere diesen neuen Griff bewusst. Er muss so sitzen wie das Zigarettenrauchen selbst. Es muss deine neue Gewohnheit werden, die du jeden Tag einige hundert Mal ausführen kannst.

Wenn dir das zu lächerlich vorkommt, dann rate ich dir folgendes: Wandle die Bewegung ab. Als Frau kannst du dich jederzeit mit

Schminkzeug bewaffnen und so dein Gesicht berühren und z.B. die Lippen nachziehen. Als Mann kannst du die Geste in ein verlegenes Kratzen abwandeln. Du kannst dabei die Lippenberührung hinter der vorgehaltenen Hand verstecken.

> **Nur Mut, berühre dich.**
> **Liebkose dich!**

Ich habe großes Verständnis dafür, dass du dich nicht lächerlich machen willst. Experimentiere vor dem Spiegel. Du bist frei, wie du die Bewegung „gesellschaftsfähig" machen möchtest. Du bist allerdings nicht frei, nichts zu tun! Du musst dich zwingend berühren. In regelmäßigen Abständen. Wenn du es nicht tust, dann läufst du Gefahr, dass dein Körper von sich aus dir immer und immer wieder Glimmstängel zwischen die Lippen steckt, ohne dich dabei zu fragen.

Ich hoffe, dass du als Frau keine Probleme damit hast, dich selbst zu berühren und zu streicheln. Denk dabei bewusst: Ich liebe mich.

Im gleichen Sinne bitte ich auch dich als Mann: Streichle dich! Fahr z.B. mit der Hand leicht über die Wange und streiche dabei eine Haarsträhne zurück. Das ist unauffällig und lässt sich gut mit dem Gedanken „Ich liebe mich" verbinden.

Wenn es gar nicht anders geht, dann stehe jeden Tag vier bis fünf Mal auf, geh ins Bad oder die Toilette, lass Wasser in die hohlen Hände laufen und wasche dir damit das Gesicht ab. Das ist völlig unverfänglich und erst noch erfrischend. Und du berührst dich dabei. Trockne dir dann das Gesicht ab und sei dabei ruhig etwas zärtlich zu dir selbst!

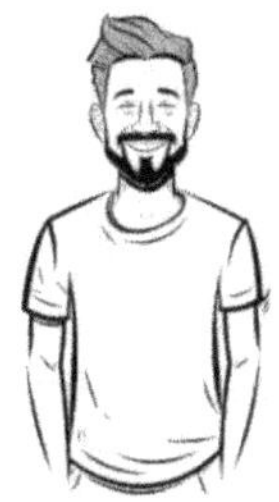

Ich hätte nicht gedacht, dass ich das als Mann wirklich könnte: mich vorsätzlich und liebevoll berühren und streicheln. Ich habe meine Bewegung gut getarnt, sodass ein Außenstehender nicht sieht, was ich da genau tue. Ich werde immer noch etwas verlegen, wenn ich davon spreche. Aber unter uns: Es ist wahr, heute liebe ich es, und ich tue es jeden Tag unzählige Male!

Die Zigarettenpause

Eine besondere Klippe sind Zigarettenpausen. Bleib nicht sitzen. Steh auf, geh ins Bad, berühre dich intensiv. Dann öffne das Fenster und atme während drei Minuten in den Bauch. Such dir dann eine stille Ecke und vertiefe dich in dein Aktivbild. Danach kehr an deinen Arbeitsplatz zurück und trink deinen Zitronensaft. Mit all dieser Aktivität überwindest du die Zigarettenlust spielend.

Überbrücke den ersten Nachmittag im Übrigen wie den ganzen Tag: Zitronensaft, Berührungen, Aktivbild, Atmen. Übe diese neuen Lebensgewohnheiten durch Wiederholen und Wiederholen so gründlich und nachhaltig wie möglich ein. Sie müssen dir richtiggehend in Fleisch und Blut übergehen. Diese neuen Gewohnheiten müssen genauso reflexartig erfolgen wie bisher das Anzünden einer Zigarette.

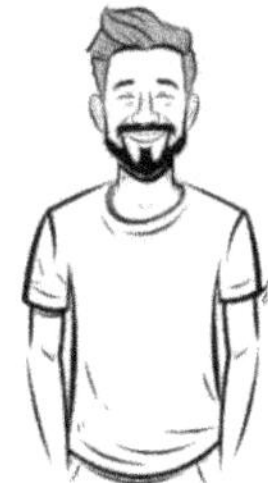

So mache ich es heute: Ärger am Telefon? Anstatt mir eine anzustecken, stehe ich auf, reiße das Fenster auf und atme tief durch. Danach trinke ich Zitrone und arbeite weiter.

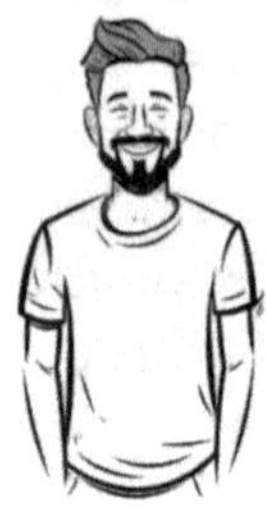

Auseinandersetzung mit dem Chef oder einem Kunden? Ich atme tief in den Bauch, trinke einen Schluck und hole bei nächster Gelegenheit das Aktivbild hervor und vertiefe mich darin. Oder ich mache einen kleinen Ausflug in die Toilette, spüle den Ärger durch das Lavabo hinunter, indem ich mein Gesicht mit kaltem Wasser wasche und mich dabei gleichzeitig berühre und streichle. So beruhige ich meine flatternden Nerven nachhaltiger und erheblich schonender als mit jedem Glimmstängel.

Denk daran: Du benötigst genügend Striche auf deinem Aktivbild, (mindestens 5) d.h. du musst heute Abend nachweisen können, dass du dich intensiv mit deinem Aktivbild auseinandergesetzt hast. Und denk auch ans Trinken. Ziel ist, dass du heute Abend mit leeren Flaschen nach Hause fährst.

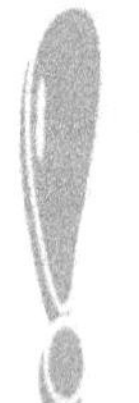

Wende die neuen Techniken fleißig an. Werde ein Meister darin. Solltest du vom Sinn oder vom Erfolg nicht überzeugt sein: Ich habe dir ganz absichtlich Handgriffe und Techniken gegeben, die du stur und ohne lange nachzudenken ausführen kannst. Genau darin liegt die Stärke dieses Programms. Selbst, wenn du zweifelst (was ich nicht hoffe), selbst dann wirst du garantiert Erfolg haben. Du musst es nur konsequent umsetzen.

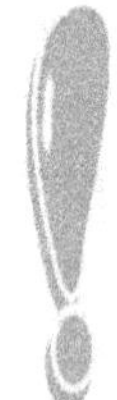

3.7. Der erste Abend

Das Heimkommen
Viele Menschen kommen heim und lassen sich mit einem tiefen Seufzer in ihren Lieblingssessel fallen. Und bleiben darin kleben. Wenn dieser Sessel nach Tabakrauch stinkt, dann wirkt er wie eine Mausefalle. Meide diesen Sessel! Den ganzen Abend! (oder unterziehe ihn einer sehr gründlichen Reinigung).

Komm nach Hause und gehe als erstes ins Bad. Sieh dir in die Augen und memorisiere: „Dank der Urkraft bin ich frei. Ich hasse Zigaretten." Dann wasche dir den Stress, die Anstrengung und die Hektik des Tages aus dem Gesicht oder stell dich unter die Dusche. Berühre dich, streichle dich. So einfach dieser Rat auch klingt: Für viele ist er so ungewohnt, dass sie ihn am liebsten übergehen würden. Bitte stehe jetzt auf, gehe ins Bad und wasche dir das Gesicht. Tue es körperlich, aber auch mental. Denke, dass du allen Staub, allen Ärger, alle Hektik des Tages abwäschst, vergisst und dass darunter ein freier, gesunder, aktiver Geist zum Vorschein kommt.

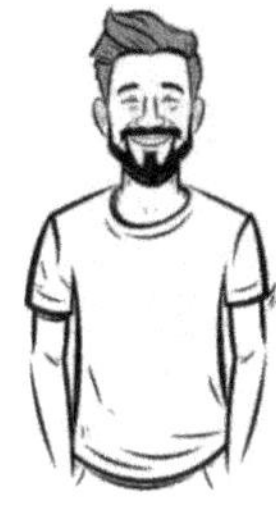

Stell dir das einmal vor:
Selbst mir als gestandenem Mannsbild ist das Abwaschen und Berühren mit der Zeit leichtgefallen.
Ja, ok, mit der Zeit.
Mach es wie ich: zuerst mechanisch, routiniert und mit der Zeit findest du Freude daran. Garantiert.

Das Nachtessen

Bereite dir ein schmackhaftes Gemüsegericht zu. Unter schmackhaft verstehe ich ausdrücklich gewürzt, aber nicht gesalzen. Am besten ist gedämpftes Gemüse. Da heute die Kochkunst darin gipfelt, Fleisch möglichst raffiniert zu kochen, benötigst du etwas eigene Initiative und Fantasie, um Gemüse wirklich appetitlich zuzubereiten. Leg dir ein spezielles Gemüsekochbuch zu. Experimentiere. Du wirst rasch feststellen, dass Gemüse ein großes Spektrum an Geschmack und Nährwert bereithält. Man muss es nur entdecken, und man darf sich diese Freuden durch Salz nicht verderben. Salz ist, wie Nikotin, ein Geschmacksräuber. Es wirkt auf unsere Geschmacksknospen so dominant, dass alle anderen Empfindungen überlagert werden. Nimm als Protein Fisch, Poulet, Ei. Oder mach ein Gemüsegericht, das auch Erbsen, Linsen, Bohnen enthält.

Die Zeit nach dem Essen

Die Zeit nach dem Essen ist ein weiterer kritischer Punkt, denn viele Menschen haben sich eine Verdauungszigarette angewöhnt. Bleibe deshalb nicht sitzen. Stehe auf, mache den Abwasch, mache einen kurzen Verdauungsspaziergang. Selbst wenn dieser Spaziergang nur fünf Minuten dauert, er wird Wunder wirken.

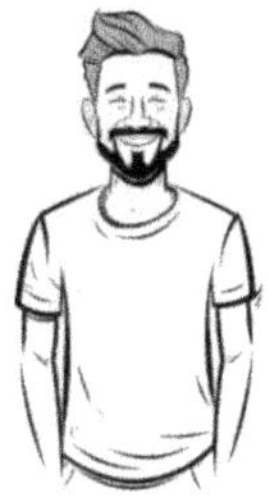

Was, du sitzt immer noch? Mach es wie ich: Stehe auf, ziehe dir die Schuhe an und laufe einige Schritte. Atme dabei tief in den Bauch, genieße die Freiheit, schaue um dich, memorisiere dein Aktivbild (du weißt schon: „Dank der Urkraft bin ich frei. Ich hasse Zigaretten. Dank der Urkraft bin ich frei." usw.) Memorieren heißt, dass du diese Gedanken immer und immer wieder kreisen lässt. Du lässt sie sogar mit dem Takt der Schritte verbinden. Das ist realistisches, körperlich-mentales Erarbeiten und in den Körper hineinarbeiten. Eine der besten Methoden, um sich etwas wirklich anzueignen.

Vorabend

Bereite dich auf die Nacht vor wie am Vorabend. Nimm ein Bad, wenn du mit dem Schlafen Probleme hast. Vergiss die Abführmittel nicht, wenn deine Verdauung nicht richtig funktioniert. Durch deine neue Kost, die Früchte, entlastest du zwar deinen Darm. Aber ein über Jahre oder Jahrzehnte träger Darm kann nicht an einem einzigen Tag zu neuem Leben erweckt werden. Dazu benötigst du wesentlich länger. Verliere aber auch da nicht den Mut: Du hast gerade erst angefangen, aber du hast dich aufgemacht. Du bist auf dem richtigen Weg.

Damit du am Morgen genügend Zeit für das Waschen, das Atmen und das Aktivbild hast, lasse den Wecker eingestellt, wie er ist. Das heißt, du stehst wiederum eine Viertelstunde früher auf als früher. Um Hektik am frühen Morgen vorzubeugen, bereite auch heute das Zitronengetränk für morgen vor, bevor du dich ins Bett legst. Denke auch an den Leberwickel. Er kann eine wirkungsvolle Einschlafhilfe sein.

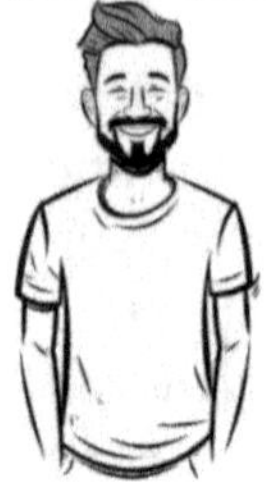

Ich kann das Rezept mittlerweile auswendig. Für zwei Liter nehme ich drei Zitronen, etwa 5 Esslöffel Ahornsirup und einige Spritzer Cayennepfeffer.

Ziehe Bilanz: Erster Rückblick und Ausblick

Hast du heute dein Aktivbild fünfmal gelesen - gegessen, dein Quantum getrunken, dich mehrmals gestreichelt, Kaffee reduziert, Alkohol gemieden? Und: Hast du ein Abflauen der Gier verspürt? Nein? Verliere den Mut nicht! Du bist in den Vorbereitungstagen. Die neuen Gewohnheiten sind noch zu frisch, noch ungefestigt, greifen noch nicht vollständig. Auch morgen hast du Zeit zum Üben. Du schaffst es, und es wird leichter sein, als du denkst. Alle Elemente, insbesondere die Flüssigkeit, die Zitrone, das Berühren und das Aktivbild arbeiten für dich. Schlafe ruhig ein und lasse diese eingenommenen Heilmittel im körperlichen Bereich und in deinem Unterbewusstsein arbeiten. Du weißt ja: Den Seinen gibt es der Herr im Schlaf... Du hast alles getan, was zu tun ist. Gönne dir eine volle Nachtruhe, einen ruhigen Schlaf. Erhole dich gründlich und mache dir keinerlei Sorgen.

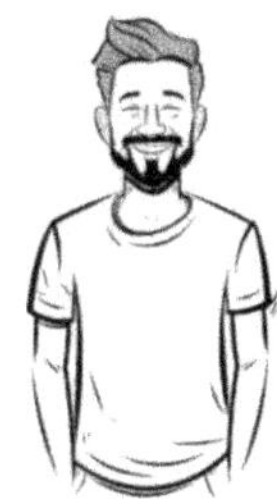

Mir darfst du es ruhig sagen:

- ❖ Hast du den Kaffeekonsum eingedämmt oder wenigstens mit Wasser ausgeschwemmt?
- ❖ Hast du überreichliches Essen, Salz, Zucker, Gewürze gemieden?
- ❖ Hast du Alkohol strikt gemieden?
- ❖ den Zitronensaft fleißig getrunken?
- ❖ das Aktivbild intensiv eingeübt, memoriert, gedanklich immer wieder bewegt?
- ❖ dich fleißig berührt, gestreichelt?
- ❖ immer und immer wieder tief in den Bauch geatmet?

Ja? Gratuliere! Du schaffst es!

Nein? Zurück zum Start. Diesen Tag bitte wiederholen. Oder abbrechen und zu einem späteren Zeitpunkt nochmals einen Versuch starten.

Kapitel 4: Der zweite Vorbereitungstag

DRANBLEIBEN BITTE

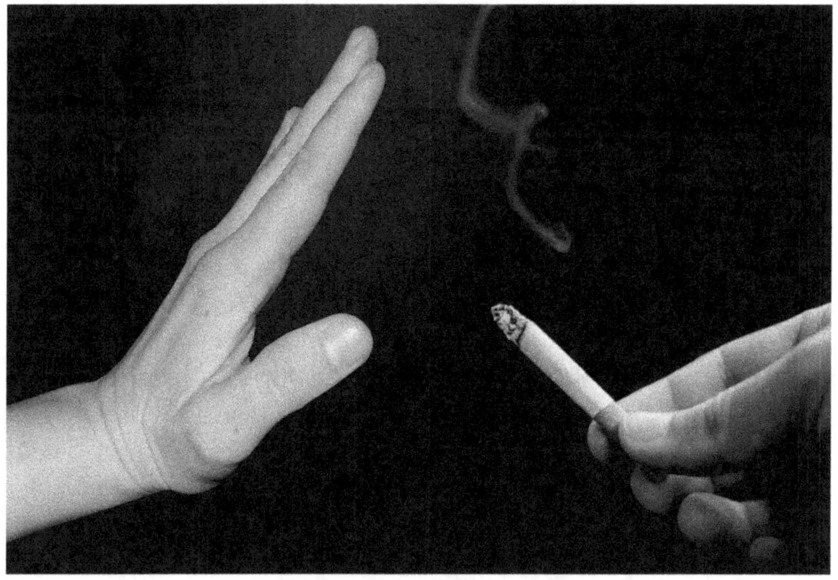

Das Ziel am zweiten Vorbereitungstag
Der zweite Morgen
Der zweite Mittag
Der zweite Nachmittag
Der zweite Abend

4. Der zweite Vorbereitungstag

Ausgangslage:
Du hast den ersten Vorbereitungstag gut überstanden und siehst dem zweiten Tag gelassen entgegen. Du freust dich auf das Neue, das du heute entdecken wirst.

Der zweite Morgen
Auch heute stehst du zeitig auf und durchläufst den morgendlichen Rhythmus, bestehend aus Früchten, Zitronensaft, Waschen, Atmen und Aktivbild. Du hast dir geschworen, für vier Tage auf Alkohol zu verzichten und deinen Kaffeekonsum bestmöglich einzuschränken.

Der zweite Vormittag
Du lernst, mit dem Aktivbild zu arbeiten: Du isst es. Unsere Seele benötigt Nahrung, genauso wie der Körper auch. Wenn wir ihr diese Nahrung nicht bewusst geben, dann konsumiert sie, was sie gerade findet – Werbung der Industrie beispielsweise. Du hast es weitgehend in der Hand, deine innere Entwicklung selbst zu steuern. Damit hast du gerade intensiv begonnen.
Du erkennst, dass jeder Mensch an irgendetwas glaubt. An die Urkraft zu glauben, ist eine hochwillkommene Hilfe auf dem eingeschlagenen Weg.

Das zweite Mittagessen
Du beschränkst dich erneut auf einen kleinen Lunch, der zum wesentlichsten Teil aus Früchten besteht. Dabei machst du dir eingehende Gedanken über Gehirnnahrung, Vitamine und Vitalstoffe.

Der zweite Nachmittag
Du beginnst, Raucherzonen bewusst zu meiden, denn du entwickelst immer mehr eine starke Abneigung gegen Rauch. Zudem löst du dich bewusst von falschen Freunden. Finanzielle Überlegungen gehören zu den wichtigsten Gründen für das Aufgeben des Rauchens. Du stellst

eigene Berechnungen an und kommst zum Schluss, dass Rauchen ein sehr teures „Hobby" ist. Du malst dir aus, was du mit dem gesparten Geld alles kaufen könntest.

Der zweite Abend

Du hütest dich wohlweislich, im rauchgeschwängerten Fernsehsessel zu versinken. Du bist vielmehr aktiv, bereitest dir ein schmackhaftes, leichtverdauliches Abendessen zu und machst dann einen kleinen Spaziergang. Du sorgst auch für den Fall eines Falles vor und beugst Hunger vor, indem du deinen Speisezettel mit leicht bekömmlichen Gerichten ergänzst.

Ziel des zweiten Tages

Auch heute ist das sofortige Aufhören nicht das Ziel. Vielmehr arbeitest du weiter daran, deinen Körper und Geist auf die Stunde null, auf den Zeitpunkt der Rauchfreiheit, optimal vorzubereiten. Dabei lernst du den richtigen Umgang mit dem Aktivbild, dem wichtigsten Instrument auf der geistig-mentalen Ebene.

4.1. Das Ziel am zweiten Vorbereitungstag

Bleib dran, du bist auf dem richtigen Weg. Kümmere dich nicht um das Rauchen, sondern übe die neue Lebensgewohnheit ein – und zwar so gut und so intensiv, wie es eben geht. Lass in deinem Eifer nicht nach! Werde nicht mutlos! Ich garantiere dir, das Aufgeben wird viel einfacher, als du denkst.

4.2. Der zweite Morgen

Der zweite Morgen läuft genau gleich wie der erste, nämlich:

- ❖ sofort aufstehen
- ❖ ein Glas lauwarmes Wasser trinken
- ❖ ein Glas Zitronensaft trinken (langsam!)
- ❖ zur Toilette gehen
- ❖ Frühstück: Früchte-Quark-Leinöl Müsli
- ❖ Vitalstoffe, Vitamine, Nahrungsergänzung zu dir nehmen
- ❖ tüchtig durchatmen (3 Minuten)
- ❖ duschen/waschen und dich danach definitiv aufwecken durch kaltes Waschen
- ❖ das Aktivbild intensiv lesen, studieren, meditieren (5 Minuten)
- ❖ zur Arbeit gehen

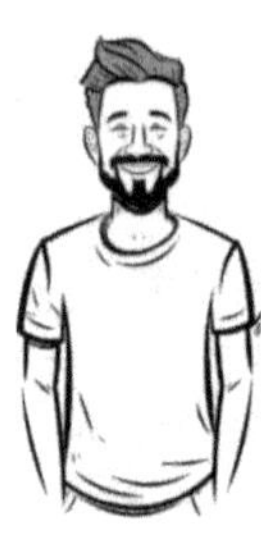

Kaltes Wasser hasse ich - eigentlich. Aber ja, es weckt auf. Also habe ich mich überwunden, zumal ich ja nicht kalt duschen muss, sondern mich nur mit einem Waschlappen wasche.

Wie wäre es, wenn du heute nicht nur die Arme, sondern auch die Beine kalt waschen würdest?

Halt, schummeln gilt nicht! Durch die Körpertemperatur erwärmt sich der Waschlappen. Du musst ihn regelmäßig wieder unter dem kalten Wasser ausspülen. Also – sei kein Frosch: Wasche und frottiere dich tüchtig!

4.3. Der zweite Vormittag

Fünf zusätzliche Minuten mit dem Aktivbild

Ist nicht die vormittägliche „Kaffeepause" eine ideale Gelegenheit, sich intensiv mit dem Aktivbild zu beschäftigen? Zieh dich für fünf Minuten in eine stille Ecke zurück, nimm eine Frucht oder Zitronensaft mit dir und versenke dich tief und intensiv in dein Foto. Iss das Bild. Essen? Ja, der Geist braucht genauso Nahrung wie der Körper auch. Bis heute hast du ihm viel Schrott, Unwahrheiten und Behauptungen zugemutet, nämlich beispielsweise Werbung der Industrie. Du weißt schon: die Fiktion vom starken Mann, von der großen weiten Welt, vom großen Abenteuer, vom weltmännischen Auftreten – und das alles, während du sklavisch an den Glimmstängel gebunden warst. Dein Unterbewusstsein hat es gegessen – weil es nichts anderes erhielt. Jetzt aber bist du auf der Hut und achtest auf richtige, qualitativ hochstehende Nahrung. Das Aktivbild ist dabei erste Wahl.

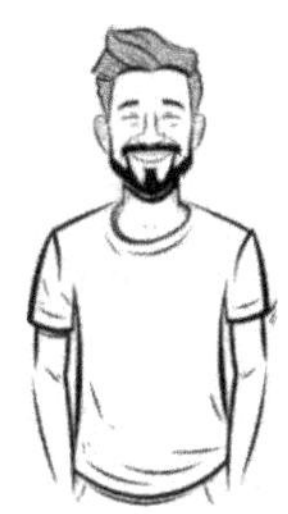

Das Aktivbild essen ist ganz einfach. Ich sitze am Tisch, lege das Blatt vor mich hin und sehe es mir an. Was sehe ich da? Mich selbst, und zwar in einem glücklichen Moment. Ja, ich fühlte mich damals fantastisch, fröhlich, unbeschwert. Es fällt mir nicht schwer, mich wieder in diese Situation, die Gefühle und Gerüche zu versenken und darin zu spazieren wie in einem Garten. Ich habe nur noch einen einzigen Gedanken: Das bin ich. Frei, unbeschwert, leicht, glücklich. Diesen Gedanken kaue ich minutenlang und atme dabei tief in den Bauch: Ich bin frei, unbeschwert, leicht, glücklich. Ich bin frei, unbeschwert, leicht, glücklich. Ich bin frei, unbe.....
Halt, wer stört mich in meinen Träumen? Das ist eine Frechheit, mich aus meinen schönsten Phantasien zu wecken. Ich verbitte mir jede Störung.

Der Glaube versetzt Berge

Viele Menschen sagen von sich, sie wären nicht gläubig. Gleichzeitig aber vertrauen sie beispielsweise auf ihr Wissen, ihr Berufskönnen, ihren scharfen Verstand. Du glaubst also doch an etwas. Es ist tatsächlich so, dass jeder Mensch an etwas glaubt. Also muss es etwas geben, das uns Menschen übergeordnet ist. Es kann nicht das Materielle sein, denn das Jagen nach Geld und Gut erweist sich immer und immer wieder als trügerisch und unbefriedigend. Das ist auch der tiefere Grund dafür, dass der Glimmstängel niemals innere Ruhe geben kann, sondern ganz im Gegenteil die innere Unruhe nur fördert und vertieft. Raucher zählen nicht umsonst zu den nervösesten Menschen überhaupt.

Dass eine übergeordnete Macht da ist, haben unzählige Kulturen vor uns entdeckt, und auch unsere Kultur kommt nicht ohne aus. Wie suchend die Menschen gerade in unserer Zeit sind, zeigen die vielen Kirchenaustritte. Sie alle verlassen den herkömmlichen Pfad und suchen selbst nach jener Macht, die uns Menschen Halt, Erlösung, Sicherheit und tiefe innere Ruhe gibt.

Ja, ich weiß, ich bin hier abgeschweift in Theologie und Religion. Keine Angst, ich will dich nicht bekehren, und zwar weder zum Christentum noch zum Katholizismus oder zum Buddhismus. Ich möchte dir lediglich zeigen, dass du in deinem Kampf gegen die Sucht Hilfe in Anspruch nehmen kannst. Ich habe diese übergeordnete Macht als Urkraft bezeichnet. Du darfst diese Macht mit deiner eigenen Bezeichnung benennen, sei es Gott, Maria, Christus, Buddha. Da alle diese Werte mit vielen Lehrmeinungen, Theorien und auch mit eigenen Erinnerungen verbunden sind, ziehe ich den unbelasteten und neutralen Ausdruck Urkraft vor.

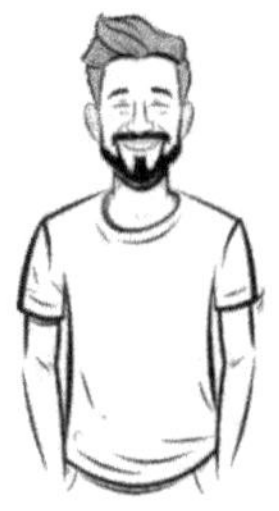

Also, so muss er mir nicht kommen! Ich lasse mir meinen Glauben nicht nehmen.
Andererseits: Mit Urkraft könnte ich es ja mal versuchen.

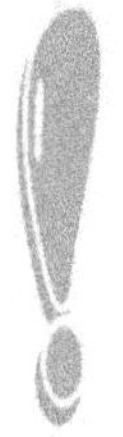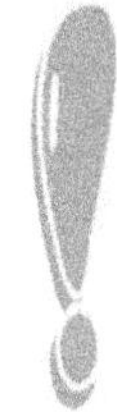

Ist es nicht tröstlich, zu wissen, dass da eine Kraft vorhanden ist, die nur das Beste für dich will?
Du darfst sie nennen, wie du willst: Gott, Engel, Erzengel, Mohammed, Buddha, Shiva oder einfach URKRAFT.

Vertiefe dich nun weiter in das Aktivbild:

Lies also: Dank der Urkraft ....

Atme tief und befreiend durch und danke der Urkraft, dass sie da ist und für dich wirkt. Die Urkraft kannst du jederzeit und immer wieder aktivieren und in Anspruch nehmen, und zwar einfach dadurch, dass du sagst: Ich danke dir, Urkraft, dass du für mich da bist.

Lies weiter: ....bin ich.................

Die Formulierung „ich bin" ist die kräftigste und wirksamste Verstärkung des positiven Denkens. Sicher weißt du, dass du mit positivem Denken deine Zukunft planen und gleichzeitig dem Unterbewusstsein in Auftrag geben kannst. Positives Denken ist vergleichbar mit einem Bauherrn. Er macht einen Plan und geht damit zum Architekten. Der Architekt arbeitet die Detailpläne aus, verhandelt mit den Handwerkern und überwacht den Baufortschritt. Dein Unterbewusstsein verhält sich wie ein guter Architekt. Wenn du ihm deinen Plan übergibst, dann verhandelt, arbeitet, berechnet, überwacht und führt das Unterbewusstsein diesen Plan aus. Und zwar so lange, bis das Haus fix und fertig steht.

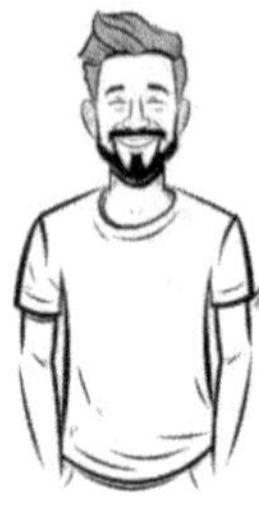

Ich habe das positive Denken versucht. Verzweifelt versucht. Und immer wieder gedacht: „Ich werde frei werden." Es hat überhaupt nichts genützt. Bis ich herausgefunden habe, warum. „Ich werde frei werden" heißt gleich viel wie „ich werde ein Haus bauen". Wann und wo und wie ist offen und bleibt so lange ungewiss, als ich denke: "Ich werde es tun." Erst, wenn ich es konkret angehe, also wenn ich denke „ich baue", erst dann kann der Architekt mit seiner Arbeit beginnen. „Ich werde frei werden" ist wie ein ferner, ungewisser Traum, der wohl nie realisiert werden wird. „Ich bin frei" dagegen ist konkret und funktioniert innert kürzester „Bauzeit."

Lies weiter: ......ein eingefleischter Nichtraucher. Ich bin frei, unbelastet, vital.

Sieh dir dein Foto an. Bist du da nicht wirklich frei und glücklich? Genau so bist du auch jetzt wieder, und zwar dank der Urkraft, die alle deine Fesseln sprengt. Versenke dich in deinen Traum. Male dir im Geist Bilder aus. Lebe in dieser Welt. Stelle es dir bildhaft vor.

Wenn du nun das Aktivbild insgesamt mindestens fünf Minuten gegessen hast, dann mache einen Strich unten auf dem Aktivbild beim zweiten Tag. Arbeite an diesem zweiten Tag noch wiederholt intensiv mit deinem Aktivbild. Du kannst beispielsweise die Mittagspause und die Nachmittagspause dazu benutzen, und du hast sicherlich auch abends fünf Minuten Zeit. Lies immer das ganze Aktivbild und vertiefe dich jeweils in jene Teile, die dich gerade besonders ansprechen.

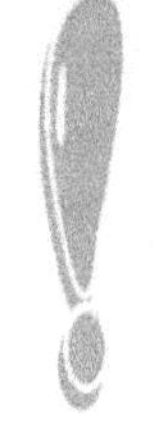
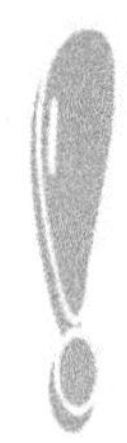

Die Arbeit mit dem Aktivbild
ist die zentral wichtige Vorbereitung
auf die Stunde null.

4.4. Der zweite Mittag

Nimm auch heute einen einfachen Lunch mit viel Früchten, etwas Eiweiss und ggf. gegartem Gemüse. Wie gesehen: Davon darfst du auch Mengen essen.

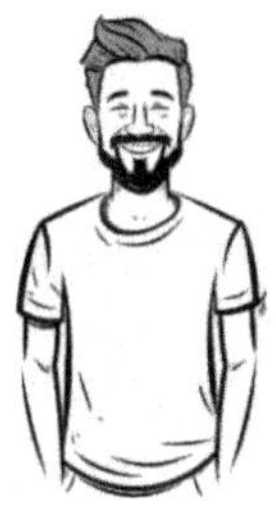

Ich liebe Früchte über alles. Nein, das war nicht immer so. Aber ich bin rasch auf den Geschmack gekommen. Ich kaufe mir beispielsweise ein Kilo Äpfel und beiße herzhaft zu. Oder ich hole mir eine Ananas und genieße diese verführerisch-saftige Frucht. Mir läuft richtiggehend das Wasser im Mund zusammen, wenn ich z.B. an aromatische Waldbeeren, saftige Pfirsiche oder knackige Kirschen denke.

Gehirnnahrung

Nachdem in unserer Zivilisation die körperliche Arbeit für die meisten Menschen abgebaut worden ist, solltest du dringend auch die Nahrung auf diese neue Lebensweise einstellen. Heute benötigst du insbesondere Gehirnnahrung. Unser Gehirn besteht aus etwa fünfzehn Milliarden Zellen – verteilt auf eine verhältnismäßig kleine Fläche und lediglich etwa 3 Pfund Gewicht. Dieses Größenverhältnis lässt erahnen, wie mikroskopisch klein und fein die einzelnen Zellen, die Blutgefäße, die Kapillaren usw. ausgebildet sind. Damit dein Gehirn seine Arbeit reibungslos ausführen kann, benötigt jede einzelne Zelle Zugang zu Sauerstoff, Nährstoffen, Blut und Nervenimpulsen. Kannst du ermessen, wie einerseits hochkomplex und andererseits mikroskopisch hauchfein die vielfältigen Verbindungen, Adern, Venen, Nervenbahnen und Impulsleitungen in unserem Gehirn sind? Kannst du weiter ermessen, wie extrem schädlich sich jeder Wassermangel und jede Blutverdickung, jede Schadstoffeinlagerung auf die Funktion des Gehirns auswirken?

Wir arbeiten an beiden neuralgischen Stellen. Wir trinken durch Vitamine und natürliche Mineralien angereichertes Wasser und essen leicht verdauliche Früchte, die ihrerseits viel Wasser und viele wertvolle Nähr- und Vital-Stoffe enthalten. Bitte bleibe auch heute Mittag bei Früchten. Wähle aus dem Saisonangebot. Trauben im Herbst beispielsweise sind nicht nur ein Augenschmaus, sondern auch ein Hochgenuss. Kombiniere wie gesehen etwas Hühnchen, Fisch, Ei.

Vitamine
Obwohl die Forschung viele Zusammenhänge zwischen Vitaminen und Gesundheit aufgedeckt hat, sind noch lange nicht alle Geheimnisse entdeckt. Insbesondere sind die vielfältigen gegenseitigen Abhängigkeiten und Verflechtungen nur unvollständig erforscht. Die Natur ist erheblich komplexer, als wir sie uns gemeinhin vorstellen. Das geht aus einem kleinen Beispiel hervor.

Beispiel

Ein Forschungsauftrag lautete, die Wirkstoffe einer Pflanze zu untersuchen. Die Pflanze wurde mit Hilfe von verschiedenen Erdzusammensetzungen und Düngemitteln optimal angebaut, gehegt und gepflegt. Die Messungen ergaben Aufschluss darüber, welche Bodenverhältnisse der Pflanze zusagen. Daraus leitete man allgemein gültige Empfehlungen ab. Mehr zufällig wurde die gleiche Pflanze als einzeln wachsende Wildpflanze in einem etwas unzugänglichen Gestrüpp entdeckt. Das Team dachte, dass das Analysieren der Wirkstoffe der wildwachsenden Pflanze keinen Sinn ergäbe, denn sie wuchs ja nicht in speziell präparierten Böden auf. Der Forschungsleiter entschied aber, auch diese Pflanze zu untersuchen – und erlebte eine große Überraschung: Diese Pflanze übertraf das beste Ergebnis der kultivierten Pflanze um ein Vielfaches! Lange wurde das Ergebnis angezweifelt und über die Ursache gerätselt. Die Lösung wurde klar, als die Umgebung der Pflanze untersucht wurde. In der freien Natur lebt jede Pflanze in einem Verbund mit anderen Pflanzen, die das eigene Wachstum fördern und optimieren. Der Boden ist nur ein Faktor; die Umgebung, die anderen Pflanzen, der Wind, die Besonnung, die Lage sind einige der anderen Elemente. Mit Monokulturen, Treibhäusern, Düngemitteln, Erdanreicherung usw. können Erträge gesteigert werden, aber optimale Resultate sind nie möglich, weil der Pflanze so das natürliche Umfeld wie die Nähe der artverwandten Pflanzen fehlt.

In Bezug auf Vitamine und Mineralien verhält es sich genauso. Natrium und Kalium beispielsweise stehen in einer Abhängigkeit zueinander. Eisen kann der Körper besser aufnehmen, wenn es kombiniert wird mit Vitamin C. Zink steht zu Kupfer in einer Abhängigkeit von fünf zu eins. Ein Kalziummangel verursacht Osteoporose. Kommt ein Vitamin-B-Mangel hinzu, entsteht nicht nur ein Abbau der Knochenstruktur, sondern eine rachitische Veränderung.

Diese Aufzählung könnte beliebig ergänzt werden. Sie zeigt eindrücklich, wie vielfältig und komplex die Zusammenhänge sind. Es grenzt an Vermessenheit, zu glauben, dass wir mit künstlichen Methoden oder Denkmustern jemals alle Geheimnisse der Natur simulieren könnten. Das ist an sich auch nicht notwendig, denn wir haben in Form von natürlichen Lebensmitteln seit Urzeiten eine hervorragend auf unsere Bedürfnisse angepasste Nahrung.

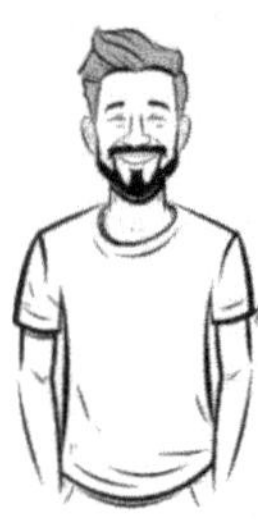

Also, für mich ist die Sache ganz einfach. Wenn wir Menschen tatsächlich seit Millionen von Jahren auf dieser Erde überlebt haben, und zwar ohne Chemie, Dünger und Treibhäuser, dann muss es doch Lebensmittel geben, die für uns Menschen natürlich und optimal sind. Früchte, Beeren, Nüsse waren wohl viel einfacher zu „fangen" als Hasen oder Fische. Sie waren wohl die Hauptnahrungsmittel unser Ur-, Ur-Vorfahren.

Nahrungs-Ergänzung

Ich habe dir ja empfohlen, Nahrungsergänzungsmittel zu kaufen und zu nehmen. Kaufe, wenn immer möglich solche, die auf Früchten, Beeren, Gräsern usw. basieren. Wenn du synthetisch hergestellt hast und nimmst, dann nimm sie bitte in Kombination mit Nahrung, die natürlicherweise Vitamine enthalten, so z.B. Vitamin C plus Orange oder Kiwi oder Kohl. So kann dein Körper die Stoffe besser erkennen und nutzen. Ganz generell gesagt: Mit Hilfe der Vitamine kann dein Organismus die durch Rauchen aufgezehrten Vitamin-Reserven rascher aufbauen. Als Raucher fehlen dir insbesondere:

Vitamin B1

Dieses Vitamin ist, wie Vitamin C, wasserlöslich und kann deshalb nicht gespeichert werden. Du benötigst es jeden Tag. Neben Nikotin ist auch Alkohol ein großer Vitamin-B1-Räuber. Deshalb die Empfehlung, Alkohol in den Vorbereitungstagen strikt zu meiden. Vitamin B1 findest du insbesondere in Trockenhefe, Bierhefe, Früchten und in Vollkornprodukten. Solltest du den Geschmack von Hefe nicht mögen, dann bereite aus Hefe und Tomatensaft ein Getränk. So erhältst du einen optimalen Vitamindrink.

Vitamin C

Dein Körper kann das Vitamin C kaum speichern. Es muss somit laufend zugeführt werden. Vitamin C ist zudem empfindlich gegen Hitze und Feuchtigkeit, und es oxidiert an Sauerstoff. Das bedeutet: Eine einmal geschälte Orange sollte sofort gegessen werden. Kommt sie erst in den Fruchtsalat, ist sie oxidiert. Viel Vitamin C enthalten Zitrusfrüchte (deshalb auch der Zitronensaft), Beeren, Pepperoni, Kohl, Kiwi, Kartoffeln.

Vitamin E

Vitamin E ist ein fettlösliches Vitamin. Das bedeutet, dass dein Körper Vitamin E speichern kann und dass es deshalb nicht jeden Tag eingenommen werden muss. Da aber Rauchen und zudem auch fettreiche Nahrung den Vitamin-E-Bedarf stark erhöhen, hat vermutlich jeder Raucher ein E-Manko. Hilf deinem Körper, verzichte während der Vorbereitungstage auf fettreiches Essen und wähle stattdessen grüne Salate, grünes Blattgemüse und Vollkornprodukte.

Nutze den Rest deiner Mittagspause für das Aktivbild. Du benötigst bis heute Abend den Nachweis, dass du mindestens fünf Mal intensiv mit deinem Aktivbild gearbeitet hast.

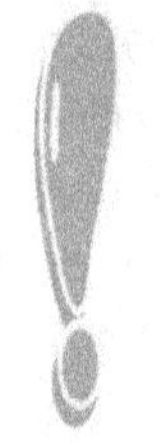 Vitalstoffe haben den genau
richtigen Namen:
Sie machen leistungsfähig, aktiv, fit, vital.
Achte auf genügend Vitamine
und Mineralstoffe. 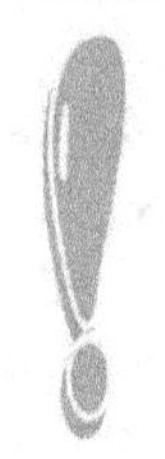

4.5. Der zweite Nachmittag

Meide Raucherzonen

Es versteht sich von selbst, dass du jetzt Raucherzonen meidest. Das mag nicht immer einfach sein, insbesondere wenn du gute Freunde hast, die rauchen. Diese werden dich weiterhin zum Rauchen animieren.

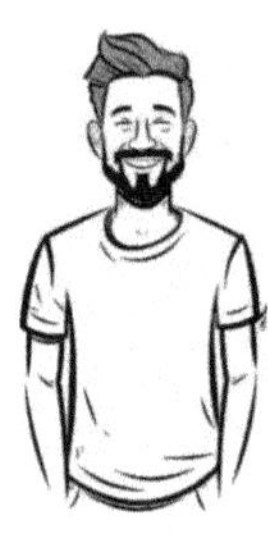

Jedes Schaf, das aus der Herde ausbrechen will, wird angebellt und zurückgetrieben. Ich habe beispielsweise gehört: „Eine einzige Zigarette kann doch nicht schaden." Oder auch: „Sind wir dir plötzlich nicht mehr gut genug?" Oder: „Magst du mich nicht mehr?" Oder: „Weißt du nicht mehr, wie gut das riecht?"
Ich habe die Gesellschaft von Rauchern strikt gemieden.
Ja, ich habe dabei auch einen Freund verloren. Aber bei genauerem Nachdenken war er eigentlich gar kein Freund. Er hat nie etwas für mich getan. Er wollte nur nicht allein in seinem Raucherelend sitzen bleiben. Er hat nur an sich gedacht. Richtig egoistisch.

Unfaire Argumente können tief unter die Haut gehen und deinen Entschluss rasch umstoßen, denn du willst ja nicht ausgeschlossen werden. Die einfachste Methode, solchen Begründungen zu begegnen, ist die Flucht nach vorne. Erkläre offen, dass du den Entschluss gefasst hast, nicht mehr zu rauchen, und dass du dabei strikt und systematisch vorgehst. Erkläre weiter, dass dein Verhalten nichts mit der Freundschaft zu tun hat. Du bist nur nicht mehr gewillt zu rauchen. Weder aktiv noch passiv. Jeder echte Freund wird das sofort verstehen und respektieren. Menschen, die versuchen, dich trotzdem zu verführen, können eigentlich nicht als Freunde gelten, denn sie wollen nicht dein Bestes.

Nutze die nachmittägliche Arbeitspause erneut für ein intensives Studium deines Aktivbildes. Lies das ganze Aktivbild, vertiefe dich in das Bild und die Worte und verweile am Schluss insbesondere bei deiner Zukunftsvision. Diese Vorbereitungstage verlangen etwas von dir, aber es winkt auch eine Belohnung, nämlich deine Vision. Darauf darfst du dich intensiv freuen. Male dir diese Zukunft ruhig bildhaft aus.

Der erste Beweggrund: Geld
Untersuchungen zufolge geben Raucher ihre Gewohnheit hauptsächlich aus drei Gründen auf: wegen Geldmotiven, aus Liebe oder aus gesundheitlichen Überlegungen. Schauen wir uns heute die Geldmotive näher an.
Auf den ersten Blick ist Rauchen eine Angelegenheit, die aus dem Taschengeld bezahlt werden kann. Das zumindest behauptet die Werbung.

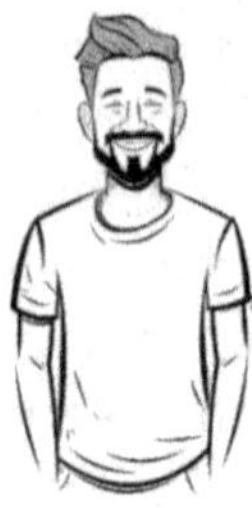

Ich habe mir nie große Gedanken um das Geldausgeben gemacht. Bis ich mich einmal hingesetzt und überlegt habe: Ich rauche pro Tag zwei Päckchen oder etwas mehr. Im Jahr sind das gut und gerne 1000 Päckchen Zigaretten. Ich bin jetzt 45 Jahre alt und habe also etwa 30000 Päckchen geraucht. Als ich so weit überlegte, wurde mir fast schwindlig. Ich wagte nicht, noch weiter zu rechnen.

Das Rauchen reißt erhebliche Löcher in die Haushaltskasse, insbesondere, wenn in einer Familie beide Partner rauchen. Es verschlingt, über das ganze Leben gerechnet, mindestens 50'000 EUR/Fr. und vermutlich rasch weit über 100'000 EUR/Fr. Das sind keine kleinen Beträge, sondern ganz erhebliche Summen. Dafür kannst du dir einen tollen Wagen oder eine Anzahlung an ein Haus leisten. Aber auch wenn du nicht sparen möchtest, so rücken kleine Ausflüge oder Kurzurlaube in greifbare Nähe. Wolltest du nicht schon lange nach London, New York oder in den Fernen Osten? Wolltest du nicht in die Oper nach Wien oder eine unvergessliche Aufführung in der offenen Arena in Verona genießen? Oder einen Kurzurlaub an der zauberhaften Amalfiküste? Oder in den Gartenanlagen der Loire-Schlösser lustwandeln? Oder ein urchiges Oktoberfest in München mitmachen? Oder ein Formel-1-Rennen live erleben? Oder mit einer verwunschenen Faschingsmaske durch das nebelverhangene Venedig streifen? Oder eine Reise im nostalgischen Orientexpress genießen? Oder...

Notiere dir jetzt mindestens einen Wunsch, den du dir innerhalb weniger Monate leicht erfüllen kannst. Male dir diesen Wunsch ausführlich aus. Schreibe unter den Wunsch, wie du dich fühlen wirst, was du dir erhoffst, was du zu erleben denkst. Male mit Worten, Farben, Gerüchen. Nimm dir dazu ruhig einige Minuten Zeit. Vertiefe dich in deinen Wunsch und vergiss die Welt um dich herum.

Dann lies das Aktivbild nochmals durch, packe es zusammen und geh wieder an deine Arbeit.

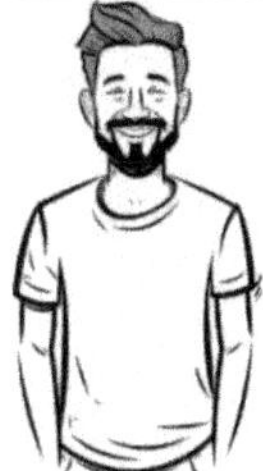

Ich sehe mich im Liegestuhl auf den Kanarischen Inseln, eine Brise im Haar, die salzige Luft in der Nase, einen kühlen Fruchtcocktail neben mir...

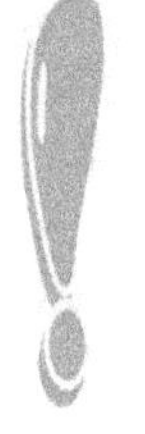

Wie viel hast du bis heute für das
Rauchen ausgegeben?
Wie viel wirst du pro Jahr einsparen?
Welche Wünsche kannst du dir
damit erfüllen?

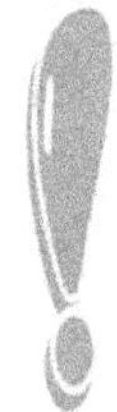

4.6. Der zweite Abend

Gestalte den zweiten Abend wie den ersten:

- ❖ Vermeide das Sitzen in deinem rauchgeschwängerten Lieblingssessel.
- ❖ Geh vielmehr ins Bad und wasche dir das Gesicht ab.
- ❖ Bereite dann ein gutes, schmackhaftes Gemüsegericht zu.
- ❖ Steh sofort nach dem Essen wieder auf.
- ❖ Räume ab, wasche ab. Beschäftige dich.
- ❖ Geh an die frische Luft, mach einen (kleinen) Spaziergang.
- ❖ Bereite den Zitronensaft für den nächsten Tag vor.
- ❖ Bereite dich auf die Nacht vor, d.h., nimm ein Bad, wenn du unter Schlafstörungen leidest.
- ❖ Nimm, falls notwendig, ein Abführmittel.
- ❖ Denke an den Leberwickel.

Weniger ist oft mehr

Bis vor einigen wenigen Jahrzehnten lebten die Menschen sehr genügsam. Während der Weltkriege, weil es nichts anderes gab, davor, weil nichts anderes bekannt oder erreichbar war. Je nach Ort aßen die Menschen hauptsächlich Mais, Kartoffeln oder Reis, kombiniert mit Salaten, Früchten, Pilzen, Gemüse und etwas Nüssen. Fleisch war eine große Ausnahme. Gleichzeitig arbeiteten die allermeisten Menschen täglich viele Stunden auf den Feldern oder marschierten jeden Tag mehrere Stunden zur Arbeitsstelle und wieder nach Hause. Heute essen wir deutlich mehr Protein: Rahm, Käse, Fleisch. Vieles davon stark fetthaltig, zudem angereichert mit Saucen. Als Nachspeise essen wir Rahm-Eis, möglichst angereichert mit Alkohol oder Torten: Insgesamt Fette, Stärke, Zucker. Der Schluss bildet der Kaffee und/oder die Zigarette oder Zigarre und wir nennen das Ganze Esskultur.

Selbst wenn wir wenig Zeit haben, mögen wir auf ein Menü, bestehend aus Vorspeise, Fleisch, Beilage, Gemüse, Sauce und Nachtisch, nicht verzichten. Kein Wunder, dass unser Magen überladen ist. Kein Wunder, dass sehr viele Menschen unter saurem Aufstoßen, Blähungen, Magen-Darm-Problemen, Verstopfung usw. leiden. Kein Wunder, dass Cholesterin zum Problem geworden ist. Kein Wunder, dass wir uns nach solchen Mahlzeiten schlapp und müde fühlen.

Wenn wir unserem Körper diese Art von Ernährung am Mittag zumuten, dann ist das zwar auch eine große Belastung, aber der Organismus hat doch eine Chance. Er hat nämlich den ganzen Nachmittag Zeit, diesen riesigen Brocken zu entwirren und – so gut es geht – zu verdauen. Dazu mobilisiert er alle Blutreserven des Körpers und lässt die Verdauungsmaschine auf vollen Touren laufen. Das ist der Grund, weshalb wir uns nach dem Essen matt und müde fühlen. Wir können nicht mehr oder nur noch langsam denken, denn unser Gehirn ist nur noch mangelhaft durchblutet. Alles Blut wird im Bauch benötigt – und zwar dringendst.

Wenn wir unserem Körper solche Strapazen am Abend zumuten, richten wir Schaden an, denn unser Organismus stellt ab ungefähr 20.00 Uhr von Verdauung auf Reinigung um. Was bis zu diesem Zeitpunkt nicht verdaut ist, bleibt im Darm liegen. Je nach Art der Mahlzeit beginnt ein Fäulnisprozess, der Blähungen, Giftgase oder andere Schadstoffe entwickelt. Dass dadurch auch die Reinigungsphase gestört wird, leuchtet ein.

Man kann es auch so ausdrücken: Überreichliches Essen am Mittag ist sozusagen eine lässliche Sünde. Am Abend ist es eine gravierende Zumutung für den Organismus.

Erstes Erfolgsgeheimnis: Überreichliches Essen weglassen
Wenn du deine Sucht wirklich loswerden willst, dann meide schweres, überreichliches Essen wie die Pest. Die Gewohnheit, den Magen zu überfüllen, Fette, Saucen, Zucker und Stärke-Kohlenhydrate zu missbrauchen und zu mischen, erschwert das Rauchen-Aufhören erheblich. Solltest du in diesen vier Tagen mittags oder abends eine große Mahlzeit essen, sei es bei einem Geschäftsessen oder auf einer Party

oder weil du Besuch hast, dann streiche diesen Tag aus deinen Vorbereitungstagen und wiederhole ihn sofort. Sollte es dir heute passiert sein, dann stehe morgen nicht im dritten, sondern im zweiten Tag. Noch besser ist, du brichst ab und bereitest dich auf die nächsten Vorbereitungstage besser vor, d.h. du wählst eine Zeit, in der keine Partys, keine Geburtstagsfeste und keine geschäftlichen Verpflichtungen geplant sind.

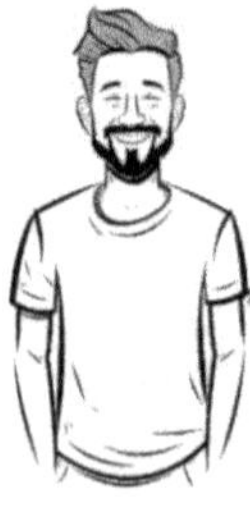

Sportsfreund, ist es dir etwa so ergangen wie mir damals? Ist es dir heute Mittag oder Abend passiert? Reichliches Essen? Geschäftsessen? Party? Alkohol? Sei ein guter Verlierer. Wiederhole morgen den heutigen Tag nochmals.

Ergänzung des Speisezettels

Da Askese nicht jedermanns Stärke ist und Hunger kontraproduktiv wäre, ergänze ich hier den Speisezettel für das Mittag- oder Abendessen und gebe dir einige Anregungen für leicht bekömmliche Mahlzeiten:

- Gemüsesuppe jeder Art (Tomaten, Karotten, Kohl). Achtung: bitte frisch zubereitet, nicht Tüten-Suppe

- Minestrone (Achtung: ganz wenig Nudeln)

- Blumenkohlcurry (mildes Curry!)

- Gefüllte Tomaten oder Pepperoni

- Auberginen mit Gemüse- oder Reisfüllung

- Spargeln

- Ratatouille

- Pilze in verschiedenen Formen (Vorsicht: kleine Menge)

- Gemüsestrudel (nimm Dinkel-Teig)

- Quiche Lorraine (nimm Dinkel-Teig)

- Tortilla mit Gemüse

- Paella mit Gemüse (sehr viel Gemüse, wenig Reis)

- Wirsingrouladen (mit viel Gemüse-Anteil)

- Mussaka (mit viel Gemüse-Anteil)

- Gemüsereis (sehr viel Gemüse, ganz wenig Reis)

- Polenta mit sehr viel Gemüse

- Kartoffelpüree (wenig Kartoffel, viel Gemüse)

- Hirse (mit viel Gemüse)

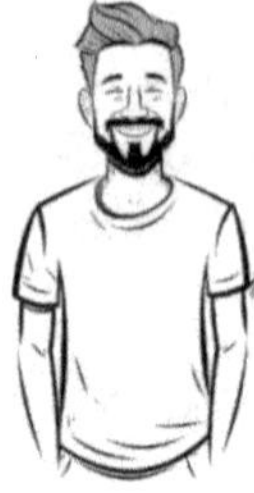

Also, all diese Ratschläge in Ehren. Aber ich brauchte etwas Handfestes. Ich habe mich also schlau gemacht und Kohlenhydrate mit wenig Stärkegehalt gesucht: Hier sind sie: Buchweizen, Hirse, Hafer. Buchweizen und Hirse lassen sich wie Reis zubereiten (z.B. Gemüse-Hirse), Hafer geht sehr gut mit Früchte-Kompott.

Zweiter Rückblick und Ausblick

Bleibe nach dem Nachtessen nicht sitzen. Steh auf, mach einen kurzen Verdauungsspaziergang. Dann komm zurück, setze dich an einen Tisch und halte schriftlich fest, was du heute erreicht hast. Sei ehrlich und hake ab, was stimmt:

- ✓ Du hast dich mehrmals und intensiv in das Aktivbild vertieft und hast insbesondere erkannt, dass du in deinem Kampf keineswegs allein dastehst, sondern von der Urkraft unterstützt wirst.

- ✓ Du hast alle unterstützenden Maßnahmen wie kaltes Waschen, die Berührungen, den Zitronensaft fleißig angewendet und ein langsames Schwinden der Gier nach Zigaretten verspürt.

- ✓ Du hast dir Rechenschaft darüber gegeben, welche Strapazen überreichliches Essen für deinen Körper darstellt und dich deshalb strikt an Früchte und leichtes Essen gehalten.

- ✓ Du hast deinen Kaffeekonsum eingeschränkt und zudem hast du jede Tasse Kaffee mit einer doppelten Menge Wasser ausgeglichen.

- ✓ Du hast Alkohol vollständig vermieden.

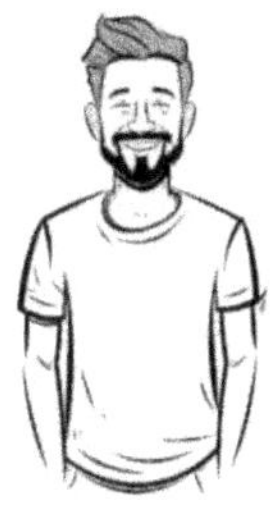

Weißt du, was mir am meisten geholfen hat damals? Ein klarer Kopf. Den habe ich mir verschafft, indem ich eisern bei meinem Aktivbild blieb. Vor dem Einschlafen habe ich stur immer wieder gesagt: „Ich bin frei. Ich hasse Nikotin. Ich bin frei. Ich hasse Nikotin. Ich bin frei." Dann habe ich mir meinen Traum nochmals ausgemalt: Ich liege am Strand, die Sonnenbrille auf der Nase: Darin spiegeln sich das unendliche Meer, die warme Sonne, schöne Menschen...

Kapitel 5: Der dritte Vorbereitungstag

UND NOCH EIN TAG

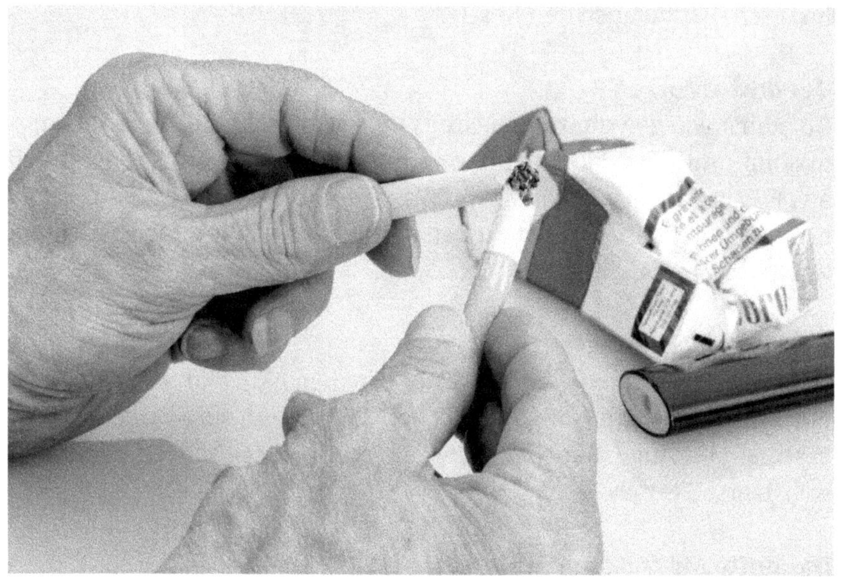

Das Ziel am dritten Vorbereitungstag
Der dritte Morgen
Der dritte Vormittag
Der dritte Mittag
Der dritte Nachmittag
Der dritte Abend

5. Der dritte Vorbereitungstag

Ausgangslage:
Du stehst im dritten Vorbereitungstag. Die Hälfte hast du geschafft. Jetzt schaffst du auch den Rest!

Der dritte Morgen
Du stehst wie gewohnt mindestens eine Viertelstunde früher als normal auf und durchläufst deinen morgendlichen Parcours, bestehend aus Früchte-Müsli, Zitronensaft, Waschen, Atmen und deinem Aktivbild. Auch heute reduzierst du den Kaffee bestmöglich und verzichtest vollständig auf Alkohol.

Der dritte Vormittag
Du vertiefst dich eingehend und lange in dein Aktivbild. Jetzt baust du das Feindbild gegen die schädlichen Zigaretten auf. Du siehst der Wahrheit ins Auge: Rauchen ist eklig, gesundheitsschädlich, teuer und selbstzerstörerisch.

Das dritte Mittagessen
Auch heute nimmst du viel, sehr viel Früchte. Als Alternative und Abwechslung genießt du einen knackigen Salat: Blattsalat, Karotten, Randen, Gurken ….. Du beschäftigst dich nochmals eingehend mit Wasser und bekräftigst innerlich, dass du deinem Organismus durch das Trinken des Zitronensaftes etwas sehr Gutes tust.

Der dritte Nachmittag
Der Wille ist eine große Macht. Du kannst deine Sucht nicht aufgeben, wenn du es nicht wirklich aus vollster Überzeugung und völlig uneingeschränkt willst. Liebe ist eine Riesenmacht. Viele Raucher verzichten aus Liebe zu ihren Kindern, zum Partner, zu Freunden, Bekannten – oder aus Liebe zu sich selbst.

Der dritte Abend
Du hütest dich wohlweislich, in den rauchgeschwängerten Fernsehsessel zu versinken. Du bleibst vielmehr aktiv, bereitest dir ein schmackhaftes Gemüsegericht zu und machst dann einen kleinen Spaziergang. Du rufst dir in Erinnerung, welchen Einfluss Alkohol hat – er torpediert deinen Erfolg. Du bereitest dich auf den vierten Tag vor und gehst beruhigt schlafen.

5.1. Das Ziel am dritten Vorbereitungstag
Ich bin sicher, dass auch dein Organismus bereits Fremdstoffe ausgeschieden hat und dass du dich besser fühlst. Du wirst das Aufgeben ganz einfach schaffen, denn die so sehr gefürchteten körperlichen Entzugserscheinungen werden minimal sein. Und auf die mentalen Probleme bereitest du dich laufend vor. Die rein körperliche Abhängigkeit wird, wie bereits ausgeführt, stark überschätzt. Das Aufgeben ist in erster Linie ein mentales und nicht ein körperliches Problem. Du legst also weiterhin sehr viel Gewicht auf die Arbeit mit dem Aktivbild. Ebenso sollte die neue Art, dich zu berühren, fester Bestandteil deines Lebens werden.

Du arbeitest auch heute auf den Zeitpunkt hin, an dem du aus tiefster Überzeugung rufst: „Jawohl, das Rauchen habe ich gelassen! Ich genieße meine Freiheit!"
In diesem Sinne startest du in diesen Tag mit dem festen Vorsatz, dich in den neuen Praktiken zu perfektionieren. Du hast „Ja" gesagt, und du schaffst es auch. Denk daran, dass du bereits die Hälfte der Vorbereitungstage hinter dir hast. Was jetzt noch kommt, ist einfach.

5.2. Der dritte Morgen

Der dritte Morgen läuft genau gleich wie der erste, nämlich:

- ❖ Sofort aufstehen
- ❖ Ein Glas lauwarmes Wasser trinken
- ❖ Ein Glas Zitronensaft trinken (langsam!)
- ❖ Zur Toilette gehen
- ❖ Frühstück: Früchte-Quark-Leinöl Müsli
- ❖ Vitalstoffe, Vitamine, Nahrungsergänzung zu dir nehmen
- ❖ Tüchtig durchatmen (3 Minuten)
- ❖ Duschen/waschen und dich danach definitiv aufwecken durch kaltes Waschen
- ❖ Das Aktivbild intensiv lesen, studieren, meditieren (5 Minuten)
- ❖ Zur Arbeit gehen

Bei der Kaltwasseranwendung kannst du heute noch einen Schritt weiter gehen. Wasche nicht nur die Arme und Beine, sondern auch den Oberkörper sorgfältig mit einem kalten Waschlappen. Rubble und reibe sanft, aber nachhaltig, bis du vollständig durchblutet bist. Das erkennst du an der Rötung der Haut. Trockne dich danach richtig ab. Ich weiß, dass Kaltwasser nicht jedermanns Sache ist. Mit dem Waschlappen ist die Sache, verglichen mit der kalten Dusche, ein Kinderspiel. Wird der Lappen immer wieder mit kaltem Wasser getränkt, bleibt er erfrischend. Diese Methode, sich zu wecken, mag etwas mehr Zeit erfordern als eine Tasse Kaffee, aber sie hält über Stunden an, wogegen Kaffee lediglich einige Minuten den Puls aufpeitscht, um ihn danach unter das vorherige Level abfallen zu lassen. Natürlich darfst du auch gleich kalt duschen.

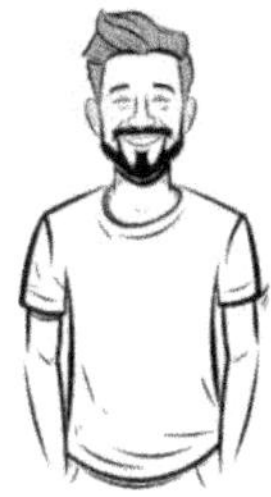

Nachdem die Geschichte mit dem kalten Wasser jetzt wie geschmiert läuft, kann ich mich vermehrt auf das Aktivbild konzentrieren. Den Geist zu reinigen und zu erfrischen, ist ebenso wichtig wie die Reinigung des Körpers.

5.3. Der dritte Vormittag

Auch heute nutzt du die vormittägliche „Kaffee"-Pause für deine Zwecke. Rüste dich wieder aus mit deinem Aktivbild, mit Früchten und mit Zitronensaft und ziehe dich für mindestens fünf Minuten in eine stille Ecke zurück.

Memorisiere zuerst wieder über dem Foto, dann konzentriere dich heute auf den zweiten Abschnitt des Aktivbildes.

Lies:

«Ich hasse die Zigaretten (die Zigarren, die Pfeife) **wie die Pest**. Der bloße Gedanke an das Rauchen ekelt mich, mir wird speiübel. Ich verabscheue den Qualm, den Gestank, den Dreck, die Abhängigkeit.»

Nachdem du nun etwas von der möglichen Freiheit gespürt hast, beginnt sich dein Denken über die Sucht der Wahrheit zu nähern. Unterstütze diesen Prozess. Er ist absolut notwendig, denn die Werbung korrumpiert dein Denken immer wieder. Sie gaukelt dir Glück und Erfolg vor, wo in Wahrheit Schmutz und bestialischer Gestank sind. Baue ein Feindbild auf. Zigaretten sind nicht harmlos. Sie zerstören deine Gesundheit. Sie sind schmutzig, giftig. Der Inhalt in jedem Aschenbecher stinkt grässlich und ruft Ekel hervor.

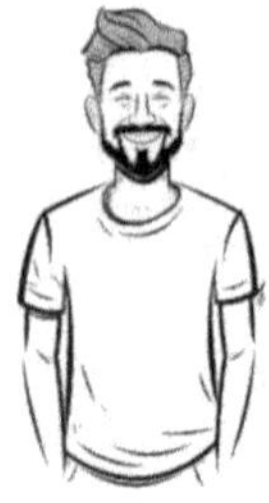

Also wie war das zu Beginn genau? Bei mir fing es so an: Ich versuchte eine Zigarette und habe sie sofort und in hohem Bogen ausgehustet. Zum Glück war ich allein. So habe ich, trotz Brechreiz, fleißig weiter gepafft, damit ich dann vor meinen Kameraden angeben konnte.

Denke an deinen Körper. Du hast nur diesen einen. Beginne, dich selbst, deinen Organismus, deinen Körper zu lieben. Trage Sorge dazu. Übertrage all deinen Frust, alle Abneigung und Hass auf die Zigaretten, auf die schmutzige und gefährliche Sucht, die dir so lange die Gesundheit ruiniert hat und die so viel Geld kostet.

Hand aufs Herz: Was hattest du eigentlich vom Rauchen? „Schön" ist doch höchstens der erste Zug. Und auch nur deshalb, weil er den blankgescheuerten und vibrierenden Nerven Erleichterung verschafft. Er ist also eine klare Selbsttäuschung.

Raucher leben in ständiger Angst und Anspannung. Wie stark die Nerven gespannt sind, habe ich in meiner Sucht mehrmals und intensiv gespürt. Nach einem Anfall hatte ich oft intensiven Muskelkater. Insbesondere die Armmuskeln schmerzen mir sehr stark. Etwa so, als hätte ich am Vortag den ganzen Tag als Umzugsarbeiter geschuftet. Während meiner Sucht befand ich mich in einer derart extremen Verspannung, dass mein Körper das medikamentöse Lösen dieser Verkrampfung unweigerlich mit Muskelkater beantwortete. Meine überreizten Muskeln und Nerven gaben mir unzweideutig zu verstehen, wie heftig sie missbraucht wurden. Diese riesige sinn- und nutzlose Kraftanstrengung meiner Muskeln war auch eine wichtige Ursache für meine dauernde Müdigkeit und Schlappheit.

Lies weiter:

«Die abscheuliche, teure und gesundheitszerstörende Sucht habe ich definitiv überwunden. Ich habe sie ein für alle Mal weggelegt, ohne jegliche Bedenken, ohne Reue, ohne Verlust. Sie gehörte nie in mein Leben. Sie war nie Teil meines wirklichen Wesens. Sie ist Vergangenheit, vorbei, vergessen.»

Atme tief durch und lies weiter: **„Ich habe sie definitiv überwunden."** Du hattest eine Sucht, du warst im Tal, aber jetzt kennst du die Wahrheit und bist geheilt. Die Sucht war nie Teil deines Wesens, sie war aufgezwungen, durch viel Psychoterror über Jahre hinweg aufgenötigt. Du warst blind, in einem psychologisch geschickt aufgebauten Kerker gefangen. Aber das alles ist nicht dein wirkliches Wesen. Du bist frei und du bleibst frei.

Freue dich intensiv. Sieh dir dein Foto an: unbeschwert, glücklich, leicht, fröhlich. Das ist deine Natur. Das bist du. So ist dein Wesen. Freue dich daran!

Markiere deine Lesung des Aktivbildes auf deinem Strich-Blatt. Kehre zurück an deinen Arbeitsplatz und memorisiere dein Aktivbild, so oft es dir einfällt.

Arbeite auch mittags, nachmittags und insbesondere am Abend wieder intensiv mit deinem Bild.

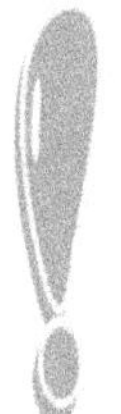 Beginne, mit deinem Aktivbild zu leben. Alles, was du mit dem Lesen vertieft hast, muss ständig in deinen Gedanken vorhanden sein. Es muss dich den ganzen Tag begleiten, ja verfolgen. Es muss Teil deiner Person werden. Übersteuere alle anderen Gedanken bewusst und immer wieder mit der Wahrheit des Aktivbildes. 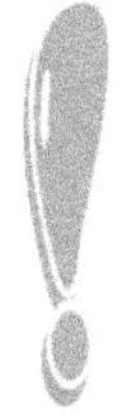

5.4. Der dritte Mittag

Salate

Auch heute bevorzugst du primär Früchte. Wenn du nach einer Alternative suchst, dann bietet sich Salat an. Unter Salat verstehe ich – das kennst du ja jetzt – ausdrücklich auch Gemüse-Salate. Gekocht oder roh. Inklusive Bohnen, Erbsen, Linsen. Damit du Salat bzw. Rohkost genießen kannst, beachte bitte Folgendes:

> ➢ Vermeide fetthaltige Saucen, schwer verdauliche Öle, Mayonnaise, vorfabrizierte Dressings. Solche Saucen bedeuten harte Arbeit für deinen Magen.

> ➢ Bei schleppender Verdauung und vollem Magen bleiben Salate lange liegen. Sie beginnen zu gären. Gärung heißt Hitze, Gase oder gar Gifte. Dann bleibe besser bleibst du besser bei Früchten.

Bevorzuge Salat dann, wenn deine Verdauung regelmäßig funktioniert. Die bekömmlichste Art, Salat zuzubereiten, ist, eine Leinöl-, Zitronen-, Kräuter Salatsauce.

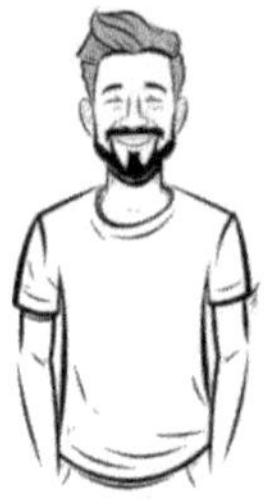

Also ich mache das so: Ich nehme Zitrone anstelle von Essig, verdünne mit wenig Wasser, füge etwas Lein-Öl hinzu und würze mit Petersilie, Schnittlauch, Basilikum usw. Das schmeckt hervorragend.

Wasser

Auf die Wichtigkeit von Wasser habe ich bereits hingewiesen. Es bleibt ein weiterer wichtiger Aspekt nachzutragen. Durch das Rauchen hast du deinen Organismus stark belastet, ihm womöglich Schaden zugefügt. Dein Organismus kann sich rascher und gründlicher erholen, wenn du ihn dabei unterstützt. Wasser ist ideal dazu, denn es ist Heilmittel Nummer eins. Diese Tatsache ist zwar wenig bekannt, trotzdem ist sie wahr. Die Richtigkeit kann auch sofort nachvollzogen werden, wenn bedacht wird, dass jede einzelne Zelle unseres Körpers in einer wässrigen Lösung lebt. Wasser ist sowohl Nährlösung als auch Medium zum Abtransport der Schlacken.

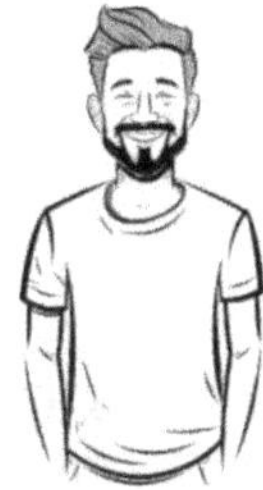

Also wenn ich mir das richtig überlege, dann ist jeder Schmerz, gleichgültig, wo er im Körper entsteht, wohl in erster Linie ein Hilfeschrei der Zellen nach Wasser.

Sehen wir uns einige typischen Krankheiten an:

Krankheit	Wasser als Heilmittel
Asthma, Bronchitis	Über die Atmung gehen grosse Mengen Wasser verloren. Bei Wassermangel verkrampft der Organismus die Lunge und die Bronchien.
Bluthochdruck	Bei Wasserknappheit werden alle Wasserwege verkrampft, allen voran die Kapillaren. Herz- und Hirndurchblutung leiden zuerst.
Gastritis, Magengeschwüre, Sodbrennen	Für die Verdauung und insbesondere für die Neutralisierung der Magensäure wird viel Wasser benötigt. Gefahr bei zu wenig Wasser: Magenverschluss.
Herzbeschwerden, Brustenge	Verengte, verkrampfte Herzkranz-Gefässe zwingen das Herz zu kräftigerem Druck. Kein Herz hält das aus.

Krankheit	Wasser als Heilmittel
Kalte Hände und Füsse	Wasser steigert die Durchblutung und ist eine starke Energieversorgung des ganzen Organismus.
Krebs	Wenn die Säfte (Blut, Lymphe) nicht frei fliessen können, erhalten die Zellen ungenügend Nahrung und Sauerstoff und können verbrauchtes Material (z.B. Kohlensäure, Umweltgifte) nicht abtransportieren.
Rheuma, Arthritis, Ischias, Gicht	Knorpel von Knochen und Gelenken benötigen viel Wasser, um die geschmeidige Gleitfähigkeit zu erhalten. „Eingedickte" Knorpel reiben auf den Nerven und verursachen furchtbare Schmerzen.
Rückenschmerzen	Bandscheiben trocknen bei Wassermangel aus und fallen in sich zusammen. Wird genügend getrunken, saugen sie Wasser auf wie ein Schwamm.
Verstopfung	Im absteigenden Dickdarm wird dem verbleibenden Speisebrei Wasser entzogen. Der Stuhl verklumpt. Gefahr: Darmverschluss.
Zu hoher Cholesterinspiegel	Cholesterin schützt die Zellen vor Wasserverlust. Zuviel Cholesterin ist ein Hinweis auf Zellzerstörung.

Wasser lindert viele weitere Krankheiten, so beispielsweise Depressionen, Diabetes, Kopf- und Nackenschmerzen, Schwächeanfälle, Erkältungen, Spannungen, Alterungsprozesse, Runzeln, schlaffe Haut, Ohrensausen und viele mehr.

<table>
<tr>
<td>Beispiel</td>
<td>Ich selbst litt während Jahrzehnten unter fürchterlichen Kopfschmerzschüben. Immer und immer wieder stieg dieser Schmerz auf, überzog den Kopf oder die Stirn oder eine der Stirnhälften, setzte sich dort fest und brannte, stach, zuckte und wütete über Stunden oder über ganze Tage. Trotz aller Therapien, Medikamente und Massnahmen: Das Kopfweh tauchte so regelmässig auf wie das Amen in der Kirche. Es war sozusagen Therapie-resistent und wurde zusehends auch Medikamente-resistent. Ich war nahe daran, zu verzweifeln, fiel abwechselnd in tiefe Depressionen und vage, rosarote Hoffnungen. Was ich auch tat, wen ich auch konsultierte, die Migräne war nicht zu besiegen. Bis ich meine erste Zitronenkur machte und danach weiterhin täglich konsequent zwei Liter reines Wasser trank. Da löste sich das Kopfweh nach und nach in Wohlgefallen auf. Es verschwand, wurde ausgespült, weggetragen und gehört seit jener Zeit der Vergangenheit an. In einem ähnlichen Zustand befinden sich viele Lungen-, Bronchien-, Gehirn- und Herzzellen von Rauchern.</td>
</tr>
</table>

Wasser ist denkbar einfach in der Anwendung. Alles, was du tun musst, ist, es zu trinken. Ich bitte dich deshalb, deine Ration von zwei Litern Zitronensaft regelmäßig zu trinken. Mehr Flüssigkeit, insbesondere in Form von normalem Trinkwasser oder Kräutertee, ist erlaubt bzw. erwünscht. Und du weisst ja: Trink langsam, kaue dein Getränk, speichle es ein.

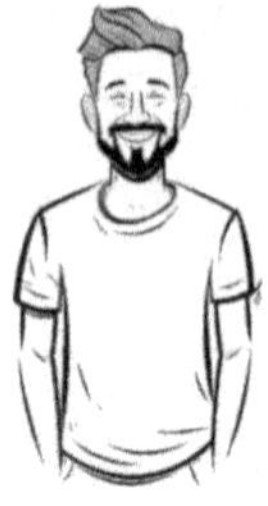

Also, da muss ich widersprechen. Auswirkungen haben solche Wassermassen schon. Es planscht im Bauch, und ich muss ständig zur Toilette rennen. Da kann man doch nicht behaupten, es hätte keine Folgen.

Na, ja, ich pack das schon.

Nutze den Rest deiner Mittagspause für das Aktivbild. Denk an deine Strich-Liste: Du benötigst bis heute Abend den Nachweis, dass du mindestens fünf Mal intensiv mit deinem Aktivbild gearbeitet hast.

5.5. Der dritte Nachmittag

Willenskraft

Möglicherweise hast du dieses Buch bisher eher gleichgültig oder abwartend gelesen. Du konntest nicht so recht an den Erfolg glauben. In diesem Fall ist spätestens jetzt der Zeitpunkt gekommen, dir selber zu sagen: „Ich will definitiv aufhören, komme, was da wolle!" Dieser Entschluss fällt dir aus zwei Gründen leicht:

> Erstens hast du dank Unterstützung durch Zitronensaft, Berühren und Aktivbild selbst erfahren, dass die Gier nachgelassen hat.

> Zweitens verfügst du über Willenskräfte.

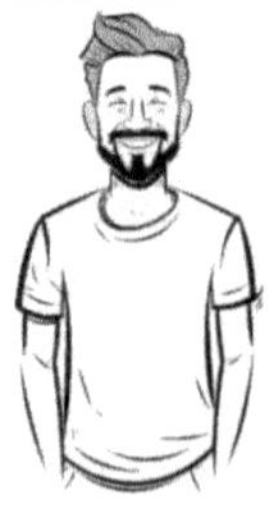

Willenskräfte? Will er mich jetzt veräppeln? Ich verfüge nicht über Willenskräfte, sondern über Riesenkräfte. Mein Wille ist stark wie ein Stier, mutig wie ein Löwe, geschmeidig wie ein Tiger und ausdauernd wie sonst etwas. Mit meinem Willen erreiche ich alles, was ich will.

Dein Wille

Der Wille ist in der Tat ein Schlüssel zu Freiheit, Gesundheit und Glück. Mit einem starken Willen brichst und überwindest du jede Gewohnheit, so stark sie auch sein mag. Mit dem Willen kann man in der Schule bessere Noten holen, im Geschäftsleben Erfolge erzielen und eine kaputte Ehe retten. Der Wille ist eines der großen menschlichen Geheimnisse, er entscheidet über Sieg oder Niederlage. Solange du an den Sieg glaubst und deinen Willen voll und ganz einsetzt, ist die Schlacht nicht verloren. Sobald du aber zulässt, dass sich Zweifel einschleichen, bist du auf dem absteigenden Ast. Wenn du beginnst, zu denken „Es hat doch keinen Sinn mehr," ist die Sache verloren. Hüte dich strikt vor dieser Versuchung. Kill die Gedanken sofort mit: „Keine Frage, ich will." Dass der Wille sogar über Tod oder Leben entscheidet, erlebt jeder Arzt bei Patienten. Wenn ein Kranker sich selber aufgegeben hat, kann jede ärztliche Kunst versagen. Wenn ein Kranker so tief entmutigt ist, dass kein Funke Lebenswillen mehr vorhanden ist, kann er so geschwächt werden, dass der Tod nicht mehr weit ist.

Wenn du gewohnt bist, deinen Willen einzusetzen, kannst du auch eine Formulierung in das Aktivbild aufnehmen. Schreibe beispielsweise: „Keine Frage, ich will aufhören."
Vorsicht bei der Formulierung, denn da ist ein wichtiger Punkt: Vermeide Formulierungen wie „Ich will nicht mehr rauchen." Es gibt viele Fachleute, die sagen: Unser Unterbewusstsein (das wir ja pflegen und steuern möchten), versteht Negationen nicht. Es ist von Natur aus gradlinig und vorwärts gerichtet. Bei «Ich will nicht mehr rauchen» versteht das Unterbewusste: „Ich will mehr rauchen."
Uff, noch mehr? Das dürfte nicht ganz in deinem Sinne sein, oder? Somit also: Sei vorsichtig, sei positiv, sei gradlinig.

> **Vermeide Negationen aller Art.**
> **Dein Unterbewusstes versteht sie nicht.**

Mach dir bewusst, dass die Formulierung „Ich will aufhören" erst eine Absichtserklärung ist, die noch in die Tat umzusetzen ist. Du hast dich damit auch noch nicht festgelegt, wann du tatsächlich aufhören wirst. Formuliere deshalb besser:

„Keine Frage, am .... (Tag nach dem letzten Vorbereitungstag) höre ich auf zu rauchen."

Der zweite Beweggrund: Liebe

Wie bereits festgehalten, geben Raucher ihre Gewohnheit hauptsächlich aus drei Gründen auf, nämlich aus Geldmotiven, Liebe oder gesundheitlichen Überlegungen. Liebe ist ein starkes Motiv mit vielen Gesichtern.

Beispiel

Als ich erfuhr, dass Ottilie schwanger war, las ich ihr die medizinischen Berichte über die Auswirkungen des Rauchens auf das ungeborene Kind vor: Der Herzschlag des Fötus beschleunigt sich stark, wenn die Mutter den ersten Zigarettenzug macht. Das Kind leidet unter Sauerstoffmangel, und die Gefahr von Früh- oder Fehlgeburten steigt stark an. Babys von Raucherinnen sind bei der Geburt meist auch kleiner und haben weniger Gewicht, sie haben schlechtere Überlebenschancen und sind krankheitsanfälliger als die Neugeborenen von Nichtraucherinnen. Ottilie hat das Rauchen aus Liebe zu ihrem ungeborenen Kind aufgegeben.

Wenn du das Rauchen nicht für dich selbst aufgibst, so solltest du es aus Liebe zu deinen Kindern oder zum nichtrauchenden Partner tun. Hast du dir schon einmal überlegt, welch schlechtes Beispiel du deinen Kindern mit dem Rauchen gibst? Wie stark du deren Lungen und Bronchien belastest? Oder welche gesundheitlichen Nachteile du deinem nichtrauchenden Partner zumutest?

Lies dein Aktivbild und denke einen Moment darüber nach, wie viel du gewinnen kannst, wenn das Familien- und Eheleben harmonisch verläuft. Wie schön kann ein trautes, heimeliges Heim sein! Wie gemütlich eine saubere Wohnung! Wie viel Geborgenheit, Selbstsicherheit und Kraft können aus tiefer, innerer Übereinstimmung in der Ehe gewonnen werden! Male dir aus, was du alles gemeinsam unternehmen kannst, wenn das trennende Laster Rauchen nicht mehr zwischen euch steht.

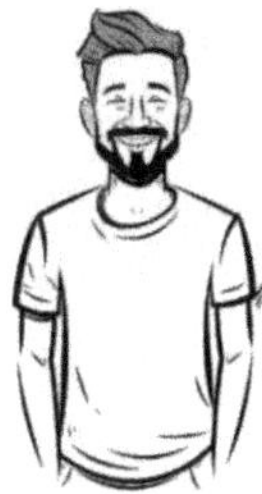

Weißt du was? Jetzt macht mir sogar Küssen wieder Freude. Der schale Gestank nach abgestandenem Rauch und der schlechte Mundgeruch waren wirklich abscheulich. Aber jetzt: Ich bin wieder verliebt wie ein kleiner Junge.

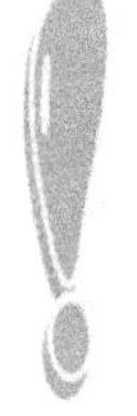

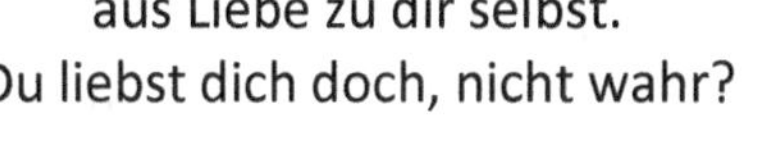

Wenn du das Rauchen nicht aus Liebe zu jemand anderem aufgibst, so tust du es doch aus Liebe zu dir selbst.
Du liebst dich doch, nicht wahr?

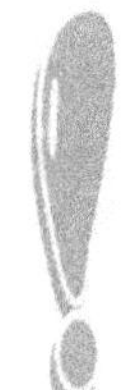

5.6. Der dritte Abend

Gestalte den dritten Abend wie die Abende davor:

- ❖ Vermeide das Sitzen in deinem rauchgeschwängerten Lieblingssessel.
- ❖ Gehe vielmehr ins Bad und wasche dir das Gesicht.
- ❖ Bereite dann ein gutes, schmackhaftes Gemüse-Gericht zu.
- ❖ Stehe sofort nach dem Essen wieder auf.
- ❖ Räume ab, wasche ab. Beschäftige dich.
- ❖ Gehe an die frische Luft, mache einen kleinen Spaziergang.
- ❖ Bereite alles für den nächsten Tag vor.
- ❖ Bereite dich auf die Nacht vor, d.h. nimm ein Bad, wenn du unter Schlafstörungen leidest.
- ❖ Nimm, sofern notwendig, ein Abführmittel.
- ❖ Denke an den Leberwickel.

Zweites Erfolgshemmnis: Alkohol

Alkohol lähmt deine Willenskraft und muss deshalb als Erzfeind behandelt werden. Alkohol wirkt direkt auf jene Gehirnzentren, die Sitz des Verstandes, der Willenskraft und der Urteilsfähigkeit sind. Erkläre Alkohol wirklich zum Feind. Meide ihn in jeder Form und in jeder Menge. Selbst mit Alkohol abgeschmeckte Speisen sind absolut tabu.

Partys, Stammtische, Zusammenkünfte, Versammlungen sind in diesen vier Tagen gestrichen, denn bei solchen Anlässen ist die Versuchung zu groß. Es gibt genügend Beispiele von Menschen, die erhebliche Fortschritte gemacht hatten und das Aufgeben des Rauchens sicherlich geschafft hätten, sich aber zu Alkohol verleiten ließen. Ein kleines Glas getrunken, und einige Zeit später gehen dir die Zigaretten aus, weil du ein halbes Päckchen geraucht hast. Hier gilt das Sprichwort: Wer sich in Gefahr begibt, kommt darin um.

Rauchen ade! Rauch-Loser in 4 Tagen!

Verzichte auf Alkohol. Sollte dir in diesen vier Tagen ein Rausch passieren, dann breche sofort ab. Es macht keinen Sinn mehr, weiterzufahren. Dein Organismus ist zu geschwächt, um die Umstellung wirklich reibungslos verkraften zu können. Plane deinen Entschluss, das Rauchen aufzugeben, neu und starte dann zu gegebener Zeit mit frischem Mut.

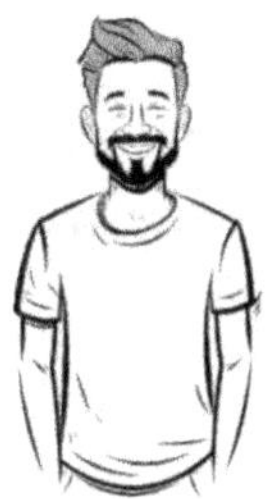

Meine Devise war: „Ein Gläschen in Ehren kann niemand verwehren." Ich habe dafür gebüßt. Meine Gier wuchs ins Unermessliche. War sie vorher abgeflaut, kam sie jetzt mit harter Faust zurück. Unter uns: Es ist nicht notwendig, dass du meinen Fehler wiederholst. Ich bin von Natur aus etwas unbelehrbar – und ich musste die Konsequenzen tragen. Du aber machst es sicher besser, nicht wahr?

Dritter Rückblick und Ausblick

Bleibe nach dem Nachtessen nicht sitzen. Stehe auf, mache einen kurzen Verdauungsspaziergang. Dann komme zurück, setze dich an einen Tisch und halte fest, was du heute alles erreicht hast. Gib dir ehrlich Rechenschaft.

- ❖ Du hast deinen Kaffeekonsum reduziert und fühlst dich dank dem kalten Waschen und der leichten Kost trotzdem besser und leistungsfähiger als die Tage davor.
- ❖ Du hast begonnen, gezielt zurückzuschlagen. Du lässt dir nicht länger ein X für ein U vormachen, sondern nennst das Rauchen bei den Namen, die es verdient.
- ❖ Wasser enthält tiefe Geheimnisse. Du hast begonnen, sie zu erkunden.
- ❖ Alkohol ist Gift, genauso wie Nikotin. Du meidest ihn wie die Pest.
- ❖ Salate sind gut, aber Rohkost setzt eine geregelte Verdauung voraus

Stunde der Wahrheit (3)

Auch heute Abend kommt die Stunde der Abrechnung.

- ✓ Hast du zwei Liter getrunken,
- ✓ das Aktivbild mindestens fünf Mal intensiv gelesen,
- ✓ dich mehrmals liebevoll berührt?
- ✓ Hast du Alkohol und schweres Essen vermieden?
- ✓ Hast du allfälligen Kaffeekonsum mit Wasser ausgeglichen?

Wenn ja: Freue dich und gehe weiter!

Wenn nein: Bitte wiederhole morgen den heutigen Tag nochmals.

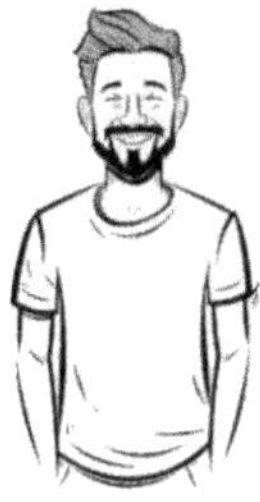

Psst, sei leise, ich schlafe schon fast. Ich träume gerade so schön, wie ich frei, unbeschwert und unbelastet mein Leben genieße. Mein Atem ist rein und läuft reibungslos, ich fühle mich verjüngt, kräftig, mutig. Ich sehe meine Zukunft positiv. Ich bin ein echter Sieger und Strahlemann. Sieh her, ich habe es geschafft! Nur noch ein Tag, und auch du gehörst zu den Siegern.

Kapitel 6: Der vierte Vorbereitungstag

MACH'S GENAU, DENN SO MÖCHTEST DU SICHER NICHT ENDEN, ODER?

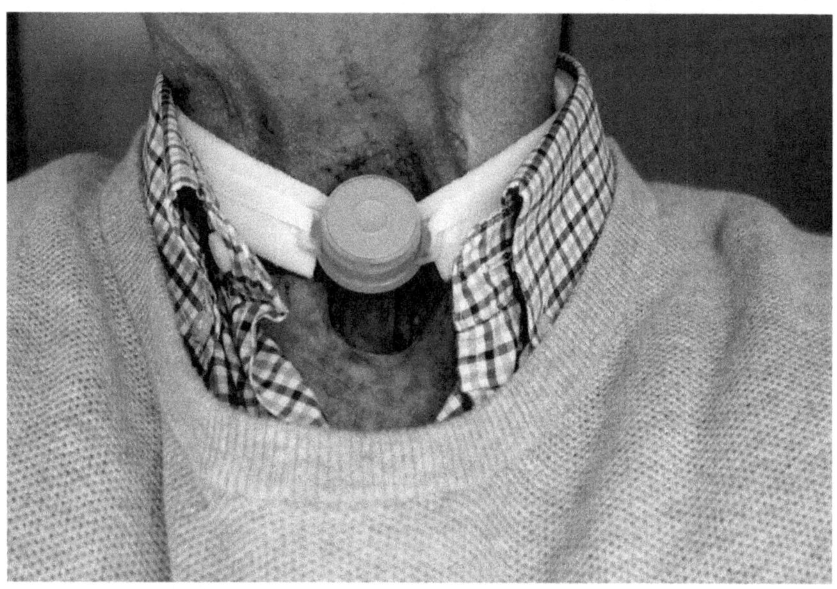

Das Ziel am vierten Vorbereitungstag
Der vierte Morgen
Der vierte Vormittag
Der vierte Mittag
Der vierte Nachmittag
Der vierte Abend

6. Der vierte Vorbereitungstag

Ausgangslage:
Du hast es beinahe geschafft. Halte noch heute durch, bleib konsequent, und der Erfolg ist deiner!

Der vierte Morgen
Du stehst wie gewohnt mindestens eine Viertelstunde früher als normal auf und durchläufst das morgendliche Prozedere, bestehend aus Früchte-Müsli, Zitronensaft, Waschen, Atmen und Aktivbild. Auch heute reduzierst du den Kaffeekonsum bestmöglich und verzichtest vollständig auf Alkohol.

Der vierte Vormittag
Du vertiefst dich eingehend und lange in das Aktivbild. Heute kommt der schöne Teil des Aktivbildes: Die Befreiung, der Gesundheitsgewinn, die Geldersparnis. Du lernst, in diesen sehr angenehmen Bildern zu schwelgen.

Das vierte Mittagessen
Auch heute hast du die Wahl zwischen Früchten oder Salaten oder einer Kombination daraus. Sofern du kombinierst, isst du die Früchte selbstverständlich als Vorspeise, denn du weißt, dass sie rascher verdaut werden als Salat.
Du vertiefst dich nochmals in die Problematik der Gewichtszunahme und atmest erleichtert auf, denn du wirst bestimmt weder Hunger leiden noch zunehmen.
Du erkennst die Klippen, wie beispielsweise Stärke-Kohlenhydrate und Zucker, und sorgst kräftig vor, dass du keine Heißhungerattacke erleidest.

Der vierte Nachmittag
Heute bist du ganz besonders gesundheitsbewusst und führst dir vor Augen, wie schrecklich und schmerzhaft Raucherkrankheiten wirklich

sind. Du freust dich auf das, was dich als Nichtraucher erwartet: Gesundheit, Energie, Kraft, klares Denkvermögen...

Der vierte Abend
Du hütest dich wohlweislich, im rauchgeschwängerten Fernsehsessel zu versinken. Du bist vielmehr aktiv, bereitest dir ein schmackhaftes Gemüsegericht zu.
Dem Hemmnis Müdigkeit gehst du aus dem Weg, indem du aufstehst und einen Spaziergang unternimmst.
In einem kleinen Rückblick durchwanderst du nochmals alle Stufen der Vorbereitungstage und gehst beruhigt schlafen, denn du bist optimal für den morgigen entscheidenden Tag gerüstet.

6.1. Das Ziel am vierten Vorbereitungstag
Das Ziel heute ist, die neuen Gewohnheiten so gut zu beherrschen, dass sie dir ganz natürlich erscheinen. Ziel ist weiter, zu erkennen, dass dir absolut nichts fehlt, wenn du nicht mehr rauchst. Denk einen kleinen Moment darüber nach. Eigentlich ist es verrückt: Du hattest dich jahrelang vor Entzugserscheinungen gefürchtet und bist in deinem Leben immer und immer wieder in helle Panik ausgebrochen, wenn du keine Zigaretten hattest. Und jetzt siehst du eine Lösung: Die körperliche Gier ist am Abflauen und du beginnst, die Wahrheit über das Rauchen zu erkennen. Du wirst diese ekligen Dinger überhaupt nicht vermissen! Sie sind ganz im Gegenteil lästig, abstoßend, gefährlich.

In diesem Sinne startest du frohgelaunt in den vierten Vorbereitungstag.

6.2. Der vierte Morgen

Der vierte Morgen läuft genau gleich wie der erste, nämlich:

- ❖ Sofort aufstehen
- ❖ Ein Glas lauwarmes Wasser trinken
- ❖ Ein Glas Zitronensaft trinken (langsam!)
- ❖ Zur Toilette gehen
- ❖ Frühstück: Früchte-Quark-Leinöl Müsli
- ❖ Vitalstoffe, Vitamine, Nahrungsergänzung zu dir nehmen
- ❖ Tüchtig durchatmen (3 Minuten)
- ❖ Duschen/waschen und dich danach definitiv aufwecken durch kaltes Waschen
- ❖ Das Aktivbild intensiv lesen, studieren, meditieren (5 Minuten)
- ❖ Zur Arbeit gehen

6.3. Der vierte Vormittag

Iss dein Aktivbild

Auch heute nutzt du die vormittägliche „Kaffeepause" für deine Zwecke. Rüste dich wieder aus mit dem Aktivbild, mit Früchten und mit Zitronensaft und ziehe dich für mindestens fünf Minuten in eine stille Ecke zurück.

Lege das Aktivbild vor dich hin und lasse es zuerst einige Augenblicke auf dich einwirken. Nimm das Foto und den Text instinktiv auf. Du weißt ja jetzt genau, was im Text steht. Vergegenwärtige dir dein Bild, das zwar aus der Vergangenheit stammt, aber doch dich in deinem tiefsten Wesen zeigt. So warst du, und so bist du nach wie vor. Das ist dein Kern, dein Ebenbild.

Dann beginnst du, den Text zu lesen. Lies ihn mehrmals durch und verweile dann beim dritten Abschnitt.

Lies:

«Ich bin glücklich, frei, erlöst.»
Was heißt Glück für dich? Definiere dieses Wort. Denk darüber nach. Mach dir Bilder zu diesem Inhalt. Versinke in Erinnerungen. Verweile mindestens eine Minute. Das Gleiche tust du mit den Begriffen Freiheit und Erlösung.

Dann lies weiter:

«Ich atme tief durch und freue mich jede Minute meines Lebens über meinen Gesundheitsgewinn, den reinen Atem und die Geldersparnis.»
Versinke in Gedanken, in Träumen, Erinnerungen, Bildern. Was ist Gesundheit für dich? Ein lustig sprudelnder Bergbach? Ein prächtig blühender Kirschbaum? Ein übermütig tanzendes Kind? Der reiche Duft blühender Rosen im Sommer? Das bist du, das ist deine Gesundheit, das ist dein Leben.
Du darfst das Aktivbild auch weiter ausdehnen. Trage einfach alle weiteren Vorteile ein, die dir das Ablegen der Sucht verschafft, so etwa der Gewinn an Vitalität und Kraft, das Wegfallen des schlechten Atems usw.
Vorsicht: Formuliere nie negativ, sondern immer nur positiv. Verwende keine „nein", „nicht" usw.

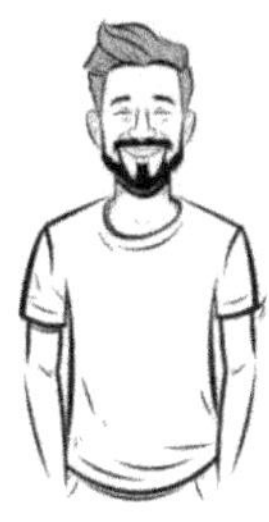

Wenn er wüsste... Das mache ich schon lange. Ich meine das Denken zwischendurch. Und zwar mit allen möglichen Gedanken. Die Gedanken sind nämlich immer viel, viel schneller als das, was ich gerade mache. Also kann ich meine Gedanken ohne Weiteres immer wieder spazieren lassen.
Unter uns gesagt: Er hat schon recht, das Schwelgen in Bildern wie „Ich bin gesund" (Rosengarten) oder „Ich bin frei" (Strand auf Mallorca) oder „Ich bin glücklich" (Hochzeitsnacht) ist fantastisch. Versuch es ruhig einmal. Du wirst staunen.

Kleiner Exkurs ins positive Denken

Das Wort Nichtraucher enthält leider die Negation „nicht". Es ist zwar in unserem Sprachgebrauch eingebürgert, trotzdem erscheint es mir in Bezug auf die Wirkung in unserem Unterbewusstsein nicht ganz unproblematisch. Nicht auszudenken, wenn unser Unterbewusstsein vom Merksatz „Ich bin ein eingefleischter Nichtraucher" nur versteht: „Ich bin ein eingefleischter Raucher." Damit hätten wir die Katastrophe programmiert.

Aus diesem Grund würde ich gerne ein neues Wort für den Nichtraucher kreieren, nämlich „Rauch-Loser". Ich empfehle dir, dieses Wort anstelle von Nichtraucher zu verwenden. Es mag kein richtiges Deutsch sein, ist aber erheblich sicherer, denn es vermeidet die beschriebene Gefahr. Ich werde „Rauch-Loser" in diesem Manuskript ab hier wahlweise verwenden. Bitte korrigiere jetzt auch dein Aktivbild, indem du Nichtraucher durch Rauch-Loser ersetzt.

Was hast du soeben gelesen? Du freust dich jede Minute deines Lebens. Denk wortwörtlich in jeder freien Minute an dieses Wort. Sag dir tagsüber, bei aller Arbeit, mitten in der Besprechung, auf dem Arbeitsweg immer und immer wieder: Ich freue mich jede Minute meines Lebens..., ich bin frei..., ich bin glücklich..., ich bin erlöst..., ich bin ein eingefleischter Rauch-Loser, ..., ich bin ein Rauch-Loser...

<table>
<tr><td>Beispiel</td><td>

Rüdiger besuchte ein Seminar und war sehr entrüstet, als ich den Teilnehmern empfahl, sich auch während der Arbeit gedanklich mit dem Aktivbild zu beschäftigen. Er sagte wörtlich: „Wenn du die Mitarbeiter so aufstachelst, dann sind sie nicht mehr bei der Arbeit. Sie konzentrieren sich nicht mehr, machen Fehler, und wir müssen dafür Löhne bezahlen oder riskieren Unfälle." Ich habe ihm zwei Dinge zu erklären versucht:

Erstens ist unser menschlicher Computer so schnell und so leistungsfähig, dass er bis zu 90 Prozent der ganzen Zeit gelangweilt im Leerlauf vor sich hin dämmert. Das Denken für und bei der Arbeit macht er, da es meist Routine ist, so quasi nebenbei. Wenn er sich also neben der Arbeit noch mit etwas anderem beschäftigt, dann tut das der Arbeitsqualität in aller Regel keinen Abbruch. Zudem kannst du als Arbeitgeber dieses „Fremdgehen" der Gedanken weder befehlen noch wirklich verhindern. Alle Menschen tun es nämlich immer. Sie denken beispielsweise an die nächste Zigarette, die ja auch ein Zeitverlust ist. Oder sie denken an die Ferien, an Weihnachten, an die kranke Großmutter, an finanzielle Probleme.

Zweitens sind fröhliche, unbelastete Menschen die wesentlich besseren und auch erheblich leistungsfähigeren Angestellten als die griesgrämigen, gelangweilten, kettenrauchenden.

</td></tr>
</table>

Setze am Schluss deiner Lesung einen (weiteren) Strich in deiner Kontroll-Liste beim vierten Tag, verstau das Aktivbild wieder und kehre zur Arbeit zurück. Freue dich auf die nächsten Lesungen in der Mittagspause, am Nachmittag und am Abend.

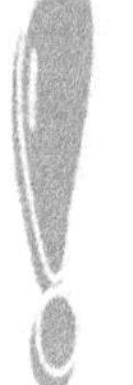 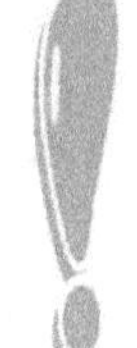

Mache einen kleinen, aber nichtsdestotrotz
sehr wichtigen Selbstversuch:
Denkkraft.
Nimm eine einzige klare Aussage,
beispielsweise:
„Ich bin frei», oder
«Das Rauchen hasse ich,
das Rauchen lasse ich», oder
«Juchhee, ich bin versierter Rauch-Loser
Juchhee, ich bin ein Rauch-Loser."
Lernen deinen Satz auswendig.

Hast du deinen Satz gewählt? Schreib ihn auf ein Blatt Papier und beginne jetzt, deine Denkkraft zu kontrollieren. Mach einen Strich auf deinem Blatt für jedes Mal, wenn du deinen Satz aktiv, bewusst gedacht hast. Beginne, deinen Satz als Waffe gegen alle Versuchungen zu gebrauchen. Mit etwas Training und Konsequenz sollten heute Abend über hundert Striche auf deinem Blatt stehen.

6.4. Der vierte Mittag

Magenschleimhaut

Die Schadstoffe des Rauchens reizen die Magenschleimhaut und erschweren die normale Magenfunktion. Eine entzündete Magenschleimhaut kann nur im Laufe der Zeit genesen. Du bist auf dem besten Weg dahin, denn du hast deinem Magen keine schweren, fetten Mahlzeiten, keinen Alkohol und so gut wie keinen Kaffee mehr zugemutet. Zudem hast du den Heilungsprozess durch den Zitronensaft und durch natürliche Früchte in Gang gesetzt.

Gewichtszunahme

Viele Raucher befürchten eine erhebliche Gewichtszunahme, wenn sie aufhören zu rauchen. Diese Befürchtung ist nicht unbegründet, und zwar aus mehreren Gründen:

In der Entwöhnungsphase konsumieren viele Raucher

- quantitativ wesentlich mehr, denn sie sind übernervös und versuchen, durch Essen zu kompensieren
- schärfer gewürzte und fetthaltige, schwere Speisen, um sich abzulenken oder um das flaue Gefühl im Magen auszugleichen
- erhebliche Mengen von Süßigkeiten als Ersatzprodukte
- Kaugummis als Ablenkung
- weitere Ersatzstoffe, wie beispielsweise Lutschtabletten, die meist viel Zucker enthalten und dadurch rasch zu einer Gewichtszunahme führen.

All diese Gefahren vermeidest du, indem du an Früchten festhältst, kräftig durchatmest, dich immer wieder berührst und fleißig Zitronensaft trinkst. Vergiss bitte auch den Leberwickel nicht (obwohl ich den nicht so oft erwähnt habe). So tust du deinem Organismus etwas sehr Gutes und vermeidest die unerwünschten Nebeneffekte. Die von mir vorgeschlagene Ernährung (Früchte-Müsli, Salat, Gemüse) macht nicht dick, außer du kochst das Gemüse mit viel Omega-6 Fett oder Butter, bepflasterst es mit fetthaltigen Saucen, streust fetthaltigen Käse darüber usw.

Halte dich bitte an die Empfehlungen:
- Früchte frisch und naturbelassen,
- Salat mit Zitronensaft und gegebenenfalls etwas kaltgepresstem Lein-Öl,
- Gemüse dämpfen und mit Kräutern würzen.

Wenn du so vorgehst, hast du erstens erheblich mehr Genuss, weil der eigentliche Geschmack unverdorben bleibt, und du kannst zweitens so große Mengen vertilgen, wie du gerne möchtest – ohne dabei zuzunehmen. Garantiert.

Zucker, Raucher-Ersatzstoffe

Iss auch heute Mittag Früchte, Salate, Fisch, fettarmes Fleisch. Durch diese Art der Ernährung wird der Heißhunger auf Süßigkeiten zurückgebunden. Mit anderen Worten: Wenn du genügend Früchte isst, dann kommst du nie in Versuchung, als Ersatz für Zigaretten, Schokolade, Riegel, Kaugummi, Lutschtabletten usw. zu konsumieren. Alle diese Stoffe sind problematisch, denn sie enthalten große Mengen Zucker.

Zucker ist ein Vitaminräuber übelster Sorte. Der raffinierte Zucker enthält weder Kalzium, Phosphor, Eisen noch Vitamin B.
Da dein Körper Vitamin B1 benötigt, um Zucker zu verbrennen, öffnet sich eine Schere: Der Körper benötigt viel davon, um die Folgen des Rauchens abzubauen, und gleichzeitig, um Süßspeisen zu verdauen. Der Vorrat an Vitamin B1 wird so rasch erschöpft. Wie wirkt sich das aus? Deine Nerven liegen blank. Das ist der eigentliche Grund, weshalb Menschen, die das Rauchen aufgeben, supernervös sind. Gesunde, stabile Nerven benötigst du aber dringend, wenn du den Kampf gewinnen willst.

Aus diesem Grund ist die Gewohnheit vieler Raucher, das Abgewöhnen durch Kaugummi, Süßigkeiten oder andere Ersatzstoffe zu erleichtern, nicht nur falsch, sondern im höchsten Maße kontraproduktiv.

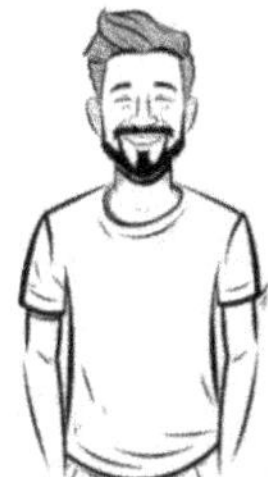

Ich kann das nur bestätigen. Alle meine Versuche mit Ersatzstoffen, Kaugummi usw. sind fehlgeschlagen. Früher oder später hing ich wieder am Stängel. Zu allem Elend hatte ich auch noch zugenommen.

Verträglich für unseren Körper sind nur natürliche Zuckersorten, insbesondere der Fruchtzucker in den Früchten. Er wird rasch abgebaut, und die Früchte liefern zudem Vitalstoffe. Bleib also auch heute eisern bei Früchten und Salaten. Natürlich kombinierst du Früchte immer mit Eiweiss – das kennst du ja.

Nutze den Rest deiner Mittagspause für das Aktivbild. Du benötigst bis heute Abend den Nachweis, dass du mindestens fünf Mal intensiv mit deinem Aktivbild gearbeitet hast.

6.5. Der vierte Nachmittag

Der dritte Beweggrund: Gesundheit
Nachdem wir uns über Geld und Liebe unterhalten haben, denken wir jetzt über Gesundheit nach. Zwar glauben viele Raucher, sie wären gegen Nikotin immun oder sonst wie gefeit. Warum aber husten sie? Warum sind sie so kurzatmig, wenn sie Treppen steigen müssen, weil der Lift streikt? Warum haben sie gelegentlich Herzschmerzen?

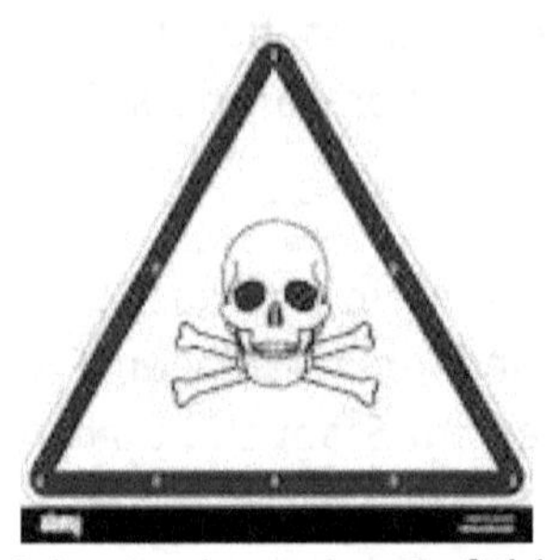

Was höre ich? Irgendwann muss jeder sterben?

Ja, das stimmt.

Bleiben nur die Fragen, wann und wie qualvoll dieser Tod sein wird.

Kannst du dir vorstellen, wie fürchterlich der Zustand der Atemnot ist? Dein Körper atmet mit aller Kraft ein, aber es gelingt ihm nicht. Du hast das Gefühl, gleich zu zerplatzen, denn dein Gehirn signalisiert höchste Gefahr. Die Nerven beginnen zu rasen, der Sauerstoffmangel zerreißt die Lungen, das Herz krampft sich in der Brust zusammen, die Hölle bricht aus. Du gerätst zusehends in Panik und atmest nochmals mit verzweifelter Kraft, die Lungen brennen wie Feuer. Je mehr du dich anstrengst, desto enger wird der Hals. Schweiß bricht aus und läuft dir über den Rücken. Du strengst dich verzweifelt an, der Schweiß läuft jetzt in Bächen über die Stirn, den Nacken, die Arme, den Oberkörper. Deine Augen werden starr und treten aus den Augenhöhlen hervor. Du bist in völliger Panik und hast das Gefühl, mindestens drei Stunden mit dem Tod gerungen zu haben, dabei sind es in Wahrheit noch keine zwei Minuten.

Endlich, endlich gelingt es dir mit einem lauten Röcheln, etwas Luft in die Lungen zu pumpen. Langsam beruhigen sich deine Nerven, der nächste, keuchende und quietschende Atemzug gelingt etwas besser. Völlig erschöpft sinkst du in einen Sessel und schwörst dir, das Rauchen sofort aufzugeben.

> **Raucherkrankheiten sind**
> **grässliche und sehr schmerzhafte Krankheiten.**

Raucher leben mit ständiger Angst. Auch wenn viele sich diese Angst nicht offen eingestehen und sich für immun halten, so ist die Angst doch unterschwellig da. Die Angst vor Krebs. Angst vor Asthma. Angst vor Herzkrankheiten. Leider sind diese Ängste nicht unbegründet. Die Krankheiten werden ausbrechen. Unweigerlich. Auch bei dir. Es ist lediglich eine Frage der Zeit, wann die Teerablagerungen deinen Organismus so weit geschädigt haben, dass er zusammenbricht. Es ist lediglich eine Frage der Zeit, wann die über 2000 schädlichen und giftigen Substanzen deinen Organismus so weit geschwächt und zerstört haben, dass du unsagbare Qualen leiden wirst.

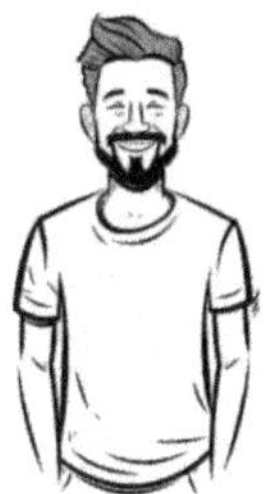

Ich habe immer den Kopf in den Sand gesteckt, wollte das alles gar nicht wissen. Aber jetzt muss es sein. Ehrlich und unter uns: Er hat leider nicht übertrieben. Ganz im Gegenteil. Rauchen verursacht außerordentlich schmerzhafte Krankheiten. Da ist es auch kein Trost, wenn die Krankenversicherung zahlt. Den Schmerz und die Panik muss jeder selbst tragen.

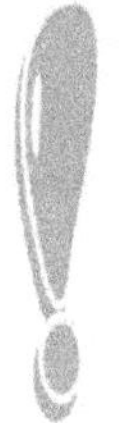

Mache dir bewusst, dass nicht dein Arzt, Psychologe, Pfarrer, Priester oder Heilpraktiker, sondern du selbst weitestgehend darüber entscheidest, wie gesund, munter und leistungsfähig du bist. Durch deine Lebensweise und deine Ernährung entscheidest du selbst fast vollständig darüber, ob du fit und vital bis ins höchste Alter bist und bleibst.

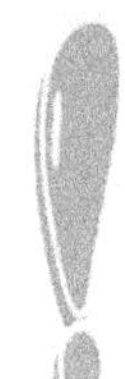

Rauch-Loser: Das alles kannst du gewinnen.

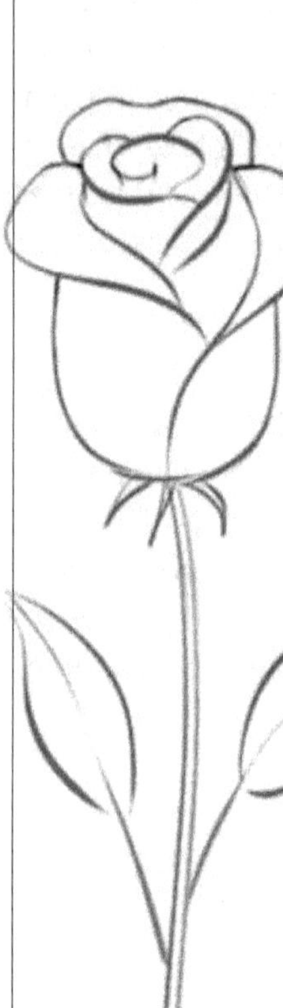

- Du spürst einen deutlichen Gesundheitsgewinn.
- Du verfügst über mehr Energie, deine Leistungsfähigkeit nimmt zu.
- Das Atmen fällt dir leichter, der Raucherhusten verschwindet.
- Der Mundgeruch verschwindet, du erlebst Wohlbefinden.
- Deine Geschmacksnerven erwachen wieder, das Essen und Trinken schmeckt reichhaltiger.
- Du erlebst ein neues Gefühl der Reinlichkeit, denn Kleider und Räume riechen nicht mehr nach Rauch.
- Du genießt eine neue Freiheit, denn du musst keine Raucherutensilien mehr mit dir herumtragen.
- Dein Selbstvertrauen und deine Selbstachtung werden gestärkt, du fühlst dich als Sieger.
- Du erntest viel Lob und Bewunderung, denn insgeheim möchten die meisten Raucher ihre Sucht loswerden.
- Du verfügst über ein klares Denkvermögen und bewahrst so einen kühlen Kopf in stressigen Situationen.
- Du steigerst deine Konzentrationsfähigkeit.
- Du gewinnst innere Ausgeglichenheit und Zufriedenheit.
- Du erlebst Inspiration und Kreativität.
- Du freust dich deines Lebens und genießt die neue Unabhängigkeit.
- Du steigerst das familiäre Glück: Kinder und Partner sehen zu dir auf.
- Du vermeidest das schlechte Gewissen gegenüber Kindern, Partner, Arbeitskollegen, der Umwelt.
- Du sparst dir die Zigarettenkosten und verfügst so über viel Geld für die schönen Dinge im Leben.

6.6. Der vierte Abend

Gestalte den vierten Abend wie die Abende davor:

- ❖ Vermeide das Sitzen in deinem rauchgeschwängerten Lieblingssessel.
- ❖ Gehe vielmehr ins Bad und wasche dir das Gesicht.
- ❖ Bereite dann ein gutes, schmackhaftes Gemüsegericht zu.
- ❖ Stehe sofort nach dem Essen wieder auf.
- ❖ Räume ab, wasche ab. Beschäftige dich.
- ❖ Gehe an die frische Luft, mache einen kleinen Spaziergang.
- ❖ Bereite alles für den nächsten Tag vor.
- ❖ Bereite dich auf die Nacht vor, d.h. nimm ein Bad, wenn du unter Schlafstörungen leidest.
- ❖ Nimm, falls notwendig, ein Abführmittel.
- ❖ Genieße einen Leberwickel vor dem Einschlafen.

Drittes Erfolgshemmnis: Müdigkeit

Hippokrates, der Urvater aller Mediziner, hat 460 v.Chr. Ordnungsprinzipien für Gesundheit und ein langes Leben aufgestellt. Unter anderem hat er empfohlen, den Rhythmus von Bewegung und Ruhe, von Arbeit und Freizeit zu lernen. Es scheint ein urmenschliches Phänomen zu sein, sich müde in den Fernsehsessel zu fläzen und bis tief in die Nacht hinein passiv zu konsumieren. Unsere Zivilisation hat sogar neue medizinische Fachausdrücke für ganz bestimmte Krankheitsbilder entwickelt, nämlich CFS (Chronisches Fatigue-Syndrom, d.h. die dauernde Müdigkeit) und Burnout (das Ausgebrannt-Sein). Man fühlt sich dauernd müde und abends derart ausgelaugt, dass man viel zu schwach ist, um sich zu erheben und einen kleinen Spaziergang zu machen. Dabei wäre gerade das die Lösung für das Problem.

Das Gefühl der Müdigkeit und Schlappheit entsteht meist deshalb, weil wir unseren Organismus zu ständiger Höchstleistung zwingen und unsere Gefühle abkapseln und korrumpieren. Wir gönnen uns keine Ruhepause und leben unnatürlich. Damit brennen wir unsere Lebenskerze an beiden Seiten gleichzeitig an. Wie unsinnig dieses Verhalten ist, zeigt auch ein technischer Vergleich: Kein Ingenieur lässt die von ihm konstruierte Maschine auf vollen Touren laufen. Die Dauerleistung, die einer Maschine in der Praxis in aller Regel abverlangt wird, liegt immer nur bei etwa drei Vierteln der maximal möglichen Leistung.

Wir Menschen sind für Leistung, Anspannung, Hektik und seelische Belastung gebaut – aber wir benötigen ebenso regelmäßig Ruhepausen und Entspannung. Und die finden wir nicht in verkrümmter Haltung vor dem TV-Gerät.

Ausspannen, entspannen, loslassen, sich erholen – wir alle wissen, dass es notwendig ist – und selten weiß jemand, wie es richtig gemacht wird. Oder wir fühlen uns zu müde dazu. Und darin liegt die Tragik der Situation. Wir fühlen uns derart ausgelaugt, dass wir keine Energie mehr haben, uns zu erholen. So versinken wir in immer tiefere körperliche und geistige Erschöpfung, werden lustlos, antriebslos und deprimiert.

Diesen Teufelskreis kannst du nur mit einem klaren Entschluss brechen: Aufstehen, Schuhe anziehen, an die frische Luft gehen, tief durchatmen, alles Belastende bewusst vergessen. Bleib in beidem hartnäckig. Atme tief durch. Atme dir die ganze Belastung des Tages von der Seele. Schalte ab, vergiss. Abschalten ist nicht selten ein richtiger Kampf. Die Sorgen sind drückend, klebrig, belastend. Sie stürmen immer und immer wieder auf uns ein. Weiche diesen Plagegeistern stur aus.

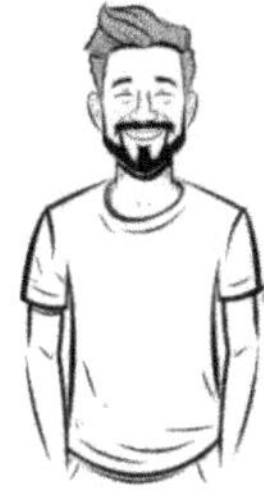

Soll ich dir meinen Trick verraten? Jedes Mal, wenn wieder so eine Sorge daherkommt, sage ich zu ihr: Ich habe jetzt Büroschluss. Der Laden ist dicht. Rutsche mir den Buckel runter. Du kannst ja morgen wieder anrufen, wenn du willst. Und wenn nicht, dann freue ich mich darüber.

Und wenn die gleiche Sorge wieder und wieder kommt, dann rennt sie gegen verschlossene Türen. Ich höre sie gar nicht mehr.

Nein, ich verdränge die Sorge damit nicht, denn morgen im Büro stelle ich mich ihr und löse das Problem. Aber heute Abend will und brauche ich meine Ruhe.

Viele Menschen meinen, sie könnten vor dem Fernseher abschalten. Da mag ein interessanter Film laufen und sie mögen ihr Problem oder ihr Elend tatsächlich für einige Zeit vergessen. Aber es ist nicht wirklich weg, sondern lauert nur im Hintergrund. Wenn der Film zu Ende ist, ist die ganze Not wieder da und überfällt sie umso drückender. In dieser Situation keine Zigaretten anzuzünden, ist ein Kunststück. Deshalb: Lass es erst gar nicht so weit kommen! Gönn deinem Geist und deinem Körper Sauerstoff und Ruhepausen.

> **Du musst dich dringend erholen. Du benötigst Licht, Luft. Ohne Ruhepausen drehst du durch – früher oder später. Das helfen dann auch Zigaretten nicht mehr.**

Beispiel

Rainer berichtete mir einige Zeit nach meiner Beratung, dass er einen Traum hatte. Er saß in einem Gefängnis und war tief innerlich unglücklich über diesen Zustand. Das allerdings verdrängte er gründlich. Da er keinerlei Möglichkeiten sah, aus dem Gefängnis auszubrechen, versuchte er, sich so gut und so angenehm wie möglich einzurichten. Er ließ sich ein eigenes Bett bringen, gönnte sich einen Teppich, leistete sich feine Bettwäsche. So lebte er über Jahre in relativem Glück. Eines Tages kamen Menschen an seine Tür. Sie waren vergnügt und winkten ihm zu. Er sah sie, aber er konnte nicht zu ihnen. Am nächsten Tag kamen die gleichen Menschen wieder, waren wiederum ausgesprochen fröhlich und glücklich und winkten. Rainer fragte sich, warum diese Menschen so glücklich waren, und er begann, sich stärker nach der Welt draußen zu sehnen. Rainer zermarterte sich das Gehirn, wie er aus dem Gefängnis fliehen könnte, damit er sich diesen Menschen, die ihn jeden Tag besuchten, anschließen konnte. Er sah keine Möglichkeit und wollte verzweifeln. Am nächsten Tag stieß einer der Menschen die Gefängnistür auf. Rainer traute seinen Augen nicht. Das ging so leicht und so einfach, als wäre die Tür nie abgeschlossen gewesen. Er schlüpfte sofort hinaus und machte seinem Türöffner heftige Vorwürfe, warum er die Tür nicht schon viel früher geöffnet habe. Der aber staunte nicht schlecht und sagte: Ich habe mich all die Zeit gewundert, weshalb du nicht herauskamst, denn die Tür war nie verschlossen.

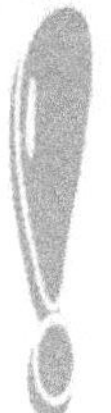

Für die Entspannung in diesen vier Tagen genügen in den meisten Fällen die vorgeschlagenen Spaziergänge. Selbstverständlich kannst du dich auf deine eigene Art und Weise entspannen, beispielsweise durch ein aktiv betriebenes Hobby. Oder durch Methoden wie Yoga, die Fünf Tibeter, Autogenes Training.

So gut diese Methoden sind: Bei einem Spaziergang hast du zusätzlich frische Luft.

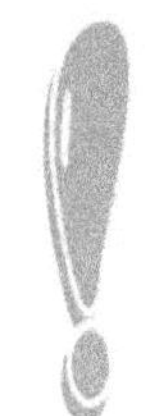

Vierter Rückblick und Ausblick

Bleib nach dem Nachtessen nicht sitzen. Steh auf, mache einen kurzen Verdauungsspaziergang. Dann komm zurück, setz dich an einen Tisch und halte fest, was du heute alles erreicht hast:

- ✓ Du hast dich intensiv mit dem Leben ohne Rauchen auseinandergesetzt. Im Aktivbild hast du die Freiheit ausgekostet und dir nochmals vergegenwärtigt, wie überaus schmerzhaft Raucherkrankheiten sind.
- ✓ Du kennst die Zusammenhänge zwischen Zucker und Nervosität.
- ✓ Du weißt, woher die körperliche Müdigkeit und die geistige Schlaffheit kommen. Das Rauchen hat deinen Körper zermürbt und deinen Geist angefressen.
- ✓ Du hast miterlebt, wie heilend und wohltuend das Arbeiten mit dem Aktivbild ist.

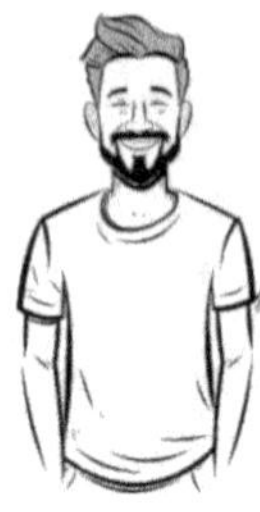

Also, bei mir waren es alle drei Gründe (Geld, Liebe, Gesundheit) zusammen, die mich bewogen, endlich wirklich Schluss mit dem Rauchen zu machen.

Unter uns gesagt, bin ich etwas sparsam. Und das ständige Geldausgeben für die Zigaretten, das hat mich schon gestört. Und gereut.

Zudem habe ich das Rauchen aus Rücksicht auf meine Kinder aufgegeben. Und auch ein wenig aus Rücksicht auf die Kollegen im Büro. Und auch, weil in der U-Bahn, im Flugzeug und in vielen Restaurants nicht mehr geraucht werden darf.

Nein, den letzten Grund sage ich nicht. Aber du kannst ihn dir denken, denn ich wollte nicht an Lungenkrebs sterben. Davor hatte ich panische Angst.

Übrigens: Ich kann wieder Treppen steigen und Tennis spielen und dabei normal atmen. Herrlich! Ob ich es geschafft habe? Aber sicher, und zwar auf Anhieb! Ähem, sorry, einen Vorbereitungstag musste ich wiederholen, wie du ja weißt. Aber mein Entschluss am Ende der Vorbereitungstage, der war eindeutig, klar, unwiderruflich. Und er hat bis heute gehalten. Ich habe nie mehr auch nur eine einzige Zigarette geraucht.

Heute bin ich der Strahlemann, der Sieger, wie er im Buche steht. Sei ruhig gespannt auf morgen. Auch du wirst es schaffen. Garantiert!

Wenn ich zurückdenke: Ich war ein eingebildeter, abhängiger Schnösel und fühlte mich nach außen

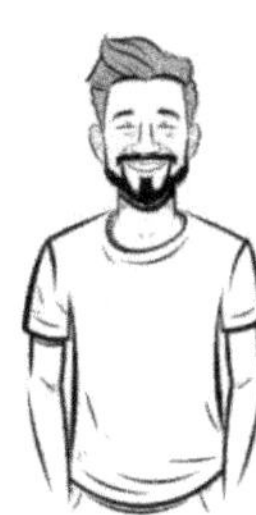

cool und lässig mit einem Glimmstängel im Mundwinkel. Aber wenn ich allein war, dann kam die Wahrheit. Am meisten ekelte ich mich vor dem Auswurf, den ich hatte. Das waren vielleicht Anfälle: Über der stinkenden Kloschüssel würgen, husten, hecheln, speien. Und dann? Runterspülen und gleich die nächste anzünden. Ja, sie hielt mich in ihren Klauen, diese Sucht. Auch mental, denn ich bildete mir tatsächlich ein, ich wäre der Größte und würde die Zigaretten genießen. Von wegen! Ein körperlich und geistig verkrüppelter Mensch war ich.

Nein, das darf man ja nicht sagen, hat der Herr Autor gesagt. Also, ich korrigiere mich: Ich war kein Idiot. Aber ich hatte eine überaus idiotische Angewohnheit. Und eine lebensgefährliche dazu. Und jetzt, sieh mich heute an: Ich bin Sieger! Ich habe zu meinem wirklichen Wesen zurückgefunden. Ich bin Cleany, der freie Saubermann.

Stunde der Wahrheit

Gib dir jetzt am Vorabend der Entscheidung Rechenschaft darüber, ob und inwieweit du das Programm wirklich erfüllt hast. Sei bitte ehrlich zu dir selbst. Es macht keinen Sinn, wenn du schlecht oder halbherzig vorbereitet in den nächsten Tag gehst. Die Gefahr, dass du dir eine Niederlage holst, ist dann zu groß. Ich habe die Vorbereitungszeit bewusst auf vier Tage beschränkt. Das ist eine sehr kurze Zeit, um deinen Körper und deinen Geist von jahre- oder jahrzehntelangen Gewohnheiten

so weit zu befreien, dass die definitive Loslösung wirklich gelingt.

Hast du andererseits das Programm wirklich wortgetreu
durchlaufen oder, falls notwendig, auch den einen oder anderen Tag wiederholt, dann gratuliere ich dir herzlich: Du bist auf
der Straße der Sieger.
Du kannst dich völlig beruhigt schlafen legen und bereits diese
Nacht davon träumen, was du mit dem ersparten Geld alles
kaufen wirst. Du wirst das Rauchen weglegen wie ein altes, ab-
getragenes, unansehnliches Kleid. Du wirst es vergessen und
nie mehr daran denken.

Bereite dich auf den nächsten Tag vor
Auch diesen Abend bereitest du das Zitronengetränk vor. Du
sorgst dafür, dass du genügend Schlaf haben wirst, dass du
durchschlafen wirst und dass deine Verdauung normal funktioniert.
Du kontrollierst deine Strich-Liste, überlegts, ob die Handbe-
wegung nun sicher und zuverlässig eingeübt ist und du machst
deinen Leberwickel.

Kapitel 7: Die Zeit der Freiheit

DU BIST EIN RAUCH-LOSER

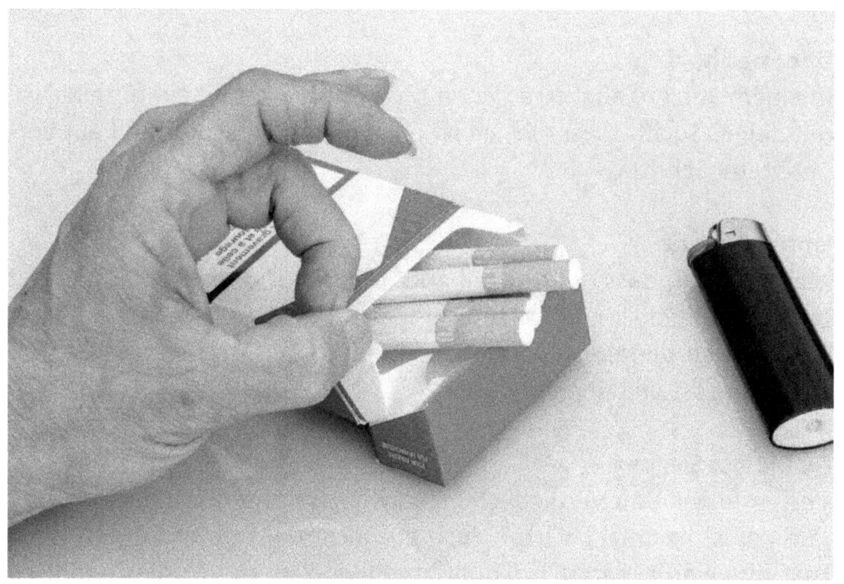

Ich bin ein eingefleischter Rauch-Loser.
Hier und heute
Entzugserscheinungen
Bleib wachsam.
Bleib konsequent.
Meide Gefahren.
So überwindest du jedes Verlangen.
Rückfälle
Keine Frage, du bleibst Sieger.

7. Die Zeit der Freiheit

Ausgangslage:
Du hast die vier Vorbereitungstage geschafft. Heute setzt du deine Entscheidung in die Tat um.

Der Entscheid
In einem kurzen, aber feierlichen Moment brichst du ein für alle Mal mit deiner Sucht. Dieser Bruch ist ein wohldurchdachter und gut vorbereiteter Schritt.

Unterstützung
Mach dir klar, dass du, obwohl gut vorbereitet, Gefahren ausgesetzt bist. Deshalb bleib nicht sitzen, sondern werde aktiv, indem du alles, was dich an die alte Gewohnheit erinnert, vernichtest, wäscht, reinigst, vergisst und überwindest.

Du bleibst Sieger
Verführungen und Verniedlichungen wie „Gelegenheitsraucher" oder „Einmal ist keinmal" warten auch auf dich. Dank guter Vorbereitung hast du gelernt, darauf adäquat zu antworten und so die Gefahr zu vermeiden oder zu überwinden. Du bist und bleibst siegreich. Genieße dein Leben!

7.1. Ich bin ein eingefleischter Rauch-Loser

Wenn du die vier Übungstage wörtlich erfüllt hast, hat dein Körper so viele Giftstoffe ausgeschieden, dass die rein körperlichen Entzugserscheinungen minimal sein werden.

Du hast deinen Willen gestärkt und dich entschieden, das Rauchen aufzugeben, nachdem du alle Aspekte wohlüberlegt abgewogen hast.

Du hast die Wahrheit erkannt und den gehirnwäscheähnlichen Psychoterror überwunden. Dein Unterbewusstsein ist jetzt sorgfältig auf das Nichtrauchen das Rauchlos-Sein vorbereitet. Eigentlich könntest du jetzt einfach zur Tagesordnung übergehen, denn du hast vermutlich ohne große Anstrengungen und ohne Belastung begonnen, weniger zu rauchen. Daraus zu schließen, dass es jetzt immer weniger wird und schließlich aufhört, wäre jedoch falsch. Solange neues Gift zugeführt wird, wütet das kleine Ungeheuer in dir.

Du hast vier Tage lang alles so vorbereitet, dass du jetzt einen klaren, endgültigen Entscheid fällen kannst. Diesen wichtigen und entscheidenden, bewussten Schritt tust du jetzt. Damit setzt du um, was im Aktivbild steht: Dass du ein Rauch-Loser (ein Nichtraucher) bist.

Wenn du die vier Tage programmgemäß abgewickelt hast, ist heute vermutlich Samstag, also ein freier Tag. Steh aber trotzdem auch heute früh auf und spule dein gewohntes Morgenprogramm durch:

- ❖ Sofort aufstehen
- ❖ Ein Glas lauwarmes Wasser trinken
- ❖ Ein Glas Zitronensaft trinken
- ❖ Zur Toilette gehen
- ❖ Frühstücken: Früchte oder frischer Fruchtsaft
- ❖ Vitamine zu dir nehmen
- ❖ Tüchtig durchatmen an der frischen Luft
- ❖ Duschen / waschen und dich danach durch kaltes Abwaschen definitiv aufwecken
- ❖ Das Aktivbild intensiv lesen, studieren, meditieren

Der Entscheid

Sobald du vollständig wach und fit bist, setz dich mit deinem Aktivbild an einen Tisch. Wenn du jetzt noch Zigaretten, Zündhölzer und Feuerzeug hast, sammle alles ein und nimm es mit an den Tisch. Gestalte nun einen kleinen feierlichen Moment, in dem du definitiv mit der Gewohnheit zu rauchen, brichst.

> **Zünde eine Kerze an**
> **und gestalte einen feierlichen Moment.**

Gehe wie folgt vor:

Nimm die Zigaretten, sieh sie dir noch einmal an und übertrage all deinen Ekel und Hass auf diese Instrumente deiner Gefangenschaft. Nimm das Aktivbild zur Hand und lese:

„Ich hasse Tabak in jeder Form (Zigaretten, Zigarren, Pfeife) wie die Pest. Der bloße Gedanke an das Rauchen macht mich krank, ekelt mich. Mir wird speiübel. Ich verabscheue den Qualm, den Gestank, den Dreck, die Abhängigkeit.“

Nimm alles, was vom Rauchen übrig ist oder an das Rauchen erinnert, und vernichte es. Tu das so gründlich wie möglich. Mach es im Zorn und aus tiefster Überzeugung. Zerstöre es und wirf den ganzen Abschaum in den Kehricht.

Dann setz dich wieder an den Tisch und lese das Aktivbild weiter:

«Diese ekelhafte, teure und gesundheitszerstörende Sucht habe ich definitiv überwunden. Sie ist abgestreifte Vergangenheit ohne jegliche Bedenken, ohne Reue, ohne Angst, ohne Verlust. Sie gehörte nie in mein Leben. Sie war nie Teil meines wirklichen Wesens. Sie ist vorbei, vergessen. Ich bin frei und ich fühle mich absolut wohl.»

Verweile bei diesen Gedanken. Dann sag zu dir selbst mehrere Male, was im Aktivbild steht:

„Ich bin ein eingefleischter Nichtraucher.
Ich bin ein Rauch-Loser.
Das ist mein Wesen, meine Natur."

Bestätige diesen Satz dreimal, indem du wiederholst:

- ✓ „Ja, ich bin ein Rauch-Loser. Definitiv. Hier und heute. Für den Rest meines Lebens."
- ✓ „Ja, ich bin ein Rauch-Loser. Definitiv. Hier und heute. Für den Rest meines Lebens."
- ✓ „Ja, ich bin ein Rauch-Loser. Definitiv. Hier und heute. Für den Rest meines Lebens."

Steh jetzt auf, öffne das Fenster und atme tief und regelmäßig. Wiederhole bei jedem Atemzug:

- ✓ „Ich bin frei und fühle mich absolut wohl. Mir fehlt absolut nichts, ich habe ganz im Gegenteil viel dazugewonnen, nämlich Gesundheit und Freiheit."
- ✓ „Ich bin frei und fühle mich absolut wohl. Mir fehlt absolut nichts, ich habe ganz im Gegenteil viel dazugewonnen, nämlich Gesundheit und Freiheit."
- ✓ „Ich bin frei und fühle mich absolut wohl. Mir fehlt absolut nichts, ich habe ganz im Gegenteil viel dazugewonnen, nämlich Gesundheit und Freiheit."

Halte diesen feierlichen Moment in deinem Gedächtnis fest. Sieh in die Kerze und nimm diesen Satz als feierliches Versprechen dir selbst gegenüber. Schließe jetzt mit dir selbst einen Lebenspakt ab. Notiere darin die Gründe für deinen Entschluss, z.B.:

- ✓ weil du es dir wert bist
- ✓ aus Rücksicht auf deine Kinder, deinen Partner, die Umwelt ...
- ✓ weil du ein freies, unbeschwertes Leben in Gesundheit leben möchtest
- ✓ weil du das Geld für sinnvollere Dinge ausgeben möchtest usw.

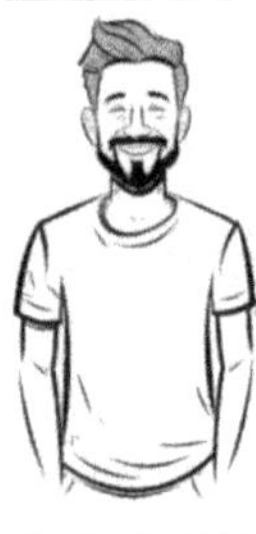

Ich erinnere mich gerne an den Moment des definitiven Bruches zurück. An diesem Tag begann für mich ein neuer Lebensabschnitt. Ich habe es bis heute nie bereut und habe nie mehr auch nur eine einzige Zigarette angefasst. Ich bin geheilt und befreit für den Rest meines Lebens und fühle mich super!

Mein Lebenspakt:

Mein Lebenspakt

Ich .... (Vorname) habe heute .... (Datum)
nach reiflicher Überlegung und guter Vorbereitung mit der Sucht zu
rauchen definitiv gebrochen, und zwar ausfolgenden Gründen:
1.

....

2.

....

3.

....

Ich bin befreit. Ein Rauch-Loser zu sein, ist mein eigentliches Wesen.
Ich bin frei; ein für alle Mal.

Ort, Datum .... Unterschrift: ....

Bitte mache dir die Mühe, erstelle dieses Dokument, fülle es aus, datiere und unterzeichne es. Dieser Pakt mit dir selbst ist wichtig.

So erreichst du Immunität

Welchen Merksatz hast du in Kapitel 6.3 gewählt?

- ✓ Ich bin frei.
- ✓ Das Rauchen hasse ich, das Rauchen lasse ich.
- ✓ Juchhee, ich bin eingefleischter Nichtraucher.
- ✓ Juchhee, ich bin ein eingefleischter Rauch-Loser.

Was du damals spielerisch eingeübt hast, gilt jetzt ernst. Dein Merksatz ist dein Schutzschild. Denke ihn ununterbrochen. Übe so lange, bis dieser Satz bei jeder Anfechtung, bei jedem Gedanken an das Rauchen ganz automatisch auftaucht und alle anderen Gedanken übersteuert. So erreichst du Immunität. Und so wandelt sich das Aufhören vom Krampf zum Spiel – zu einem Spiel, in dem du von Anfang an als lächelnder Sieger auftrittst. Wichtig ist bloss, dass du auf jede Art von Anfechtung ein schlagendes Argument hast.

Wie die Anfechtungen auch lauten, du hast deine Antwort sofort bereit. Sie steigt quasi automatisch auf und übersteuert alles andere vollständig. Ich zeige dir hier eine Liste von möglichen Anfechtungen und deine Antwort darauf.

Anfechtungen und Gegenargumente

Die Anfechtung	**Deine Antwort**
Wenn ich aufhöre zu rauchen, werde ich nervös.	Ich bin bereits supernervös. Wenn ich aufhöre, bin ich meine Nervosität los, denn mein Nervenkostüm wird gestärkt
Das Aufgeben ist zu schwierig für mich.	Ich bin optimal vorbereitet. Ich bin frei. Ich bin frei.

Die Anfechtung	Deine Antwort
Wenn ich aufhöre zu rauchen, werde ich dick.	Zigaretten sind ein gesundheitszerstörendes „Schlankheitsmittel". Sie mergeln meinen Körper so aus, dass ich schließlich nur noch ein Skelett bin. Durch artgerechte Ernährung wie Früchte, Gemüse, Salate nehme ich kein Gramm zu.
Rauchen ist eine Gewohnheit, die ich nicht loswerde.	Ich bin optimal vorbereitet. Ich bin frei. Ich bin frei.
Gerade jetzt ist nicht der richtige Zeitpunkt.	Wenn nicht jetzt, wann dann? Jetzt bin ich vorbereitet. Ich tue den Schritt heute.
Ich denke, mir fehlt die notwendige Willensstärke.	Der Wille ist gut, aber nicht immer ausschlaggebend. Das Vertrauen auf die solide Vorbereitung, die Vernunft jetzt zu handeln, die Sicherheit durch die Stärkung des inneren Menschen, die Liebe zu mir selbst und die Aussicht auf den Gesundheitsgewinn machen mich zum Sieger. Ich bin rauchlos. Ich bin frei.
Ich kann nicht aufhören, ich bin abhängig.	Ich bin keineswegs abhängig. Ich habe diese Sucht ganz allein zu verantworten, ich habe sie angenommen, akzeptiert, aber ich kann sie definitiv jetzt auch ablegen.
Das ist ja furchtbar, ich habe ein schreckliches Verlangen.	Es gibt nur ein Verlangen, das ich erdulden muss: das Verlangen nach Freiheit. Die Befreiung vom Rauch. Die Freiheit ist viel größer, viel schöner, viel mächtiger, viel befriedigender und voller Lebensfreude, und ich fühle mich unbeschreiblich wohl.

7.2. Hier und heute

Mach nicht den Fehler, deinen Entschluss, das Rauchen aufzugeben, auf später zu verschieben. Du hast das ganze Programm der Vorbereitungstage durchlaufen und hast jetzt ideale Voraussetzungen geschaffen, damit dir das Aufgeben leicht fällt. Tu es jetzt! Jetzt sind dein Geist und dein Körper optimal darauf vorbereitet. Solltest du es noch nicht getan haben, kehre jetzt zurück zu Kapitel 7.1.

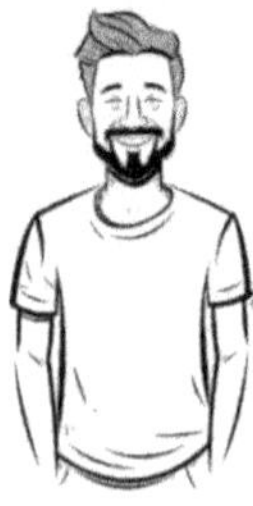

Sei kein Frosch. Steh auf, suche alles Raucherzeug zusammen und mach damit, was der Autor weiter oben beschrieben hat! Nur Mut: Ich habe es geschafft, also schaffst du es auch!
Weißt du was? Freu dich! Das Land der Freiheit ist phantastisch! Komm, du wirst es genießen! Ehrenwort!

7.3. Entzugserscheinungen

Du wirst feststellen, dass du, obwohl du ab sofort keine einzige Zigarette mehr rauchst, so gut wie keine Entzugserscheinungen haben wirst. Die körperliche Abhängigkeit ist durch die Pflege der Leber und den Zitronensaft zum wesentlichen Teil ausgeschwemmt worden. Damit sich dein Organismus vollständig erholen kann, empfehle ich dir, den Zitronensaft noch während drei Wochen weiter jeden Tag zu trinken. Du kannst die Menge nach einer Woche auf einen Liter reduzieren. Auch wenn du nichts mehr spüren solltest, mach nicht den Fehler, das Getränk vorzeitig abzusetzen. Gib deinem Körper genügend Zeit, sich vollständig zu entschlacken! Bleibe auch bei deiner Leberwickel-Gewohnheit.

Das Zitronengetränk kannst du später, wenn du möchtest, als Entschlackungskur verwenden, beispielsweise jedes Frühjahr und jeden Herbst während zwei Wochen. Begleite es mit dem Leberwickel.

Es versteht sich von selbst, dass du nun, als frischgebackener Rauch-Freier, dein Essen sorgfältig wählst. Zwar sind die Vorbereitungstage mit all den Vorschriften vorüber, trotzdem meide so gut als irgend möglich übermäßigen Alkoholgenuss, fettige, schwere Speisen und Kaffee-Orgien. So erleichterst du dir selbst das Durchhalten und du baust Beständigkeit auf.

7.4. Bleib wachsam!

Der Entzug ist nicht so sehr ein physisches, sondern ein psychisches Problem. Auf der körperlichen Ebene lässt sich das Problem mit Entschlackungsmaßnahmen leicht lösen. Deine Gedanken allerdings benötigen eine bewusste, genaue und sehr enge Kontrolle. Hier ist die Gefahr eines Rückfalles erheblich größer.

Das Berühren und das tiefe Atemholen hast du so eingeübt, dass es mühelos oder sogar automatisch abläuft. Das behältst du natürlich bei, es kostet ja nun keinen zusätzlichen Aufwand mehr. Das Aktivbild ist dir so in Fleisch und Blut übergegangen, dass deine Gedanken ganz automatisch in diesen Bahnen gehalten werden. Setze das Aktivbild fallweise ein, immer dann, wenn eine Gefahr auftaucht oder wenn du dich auf eine bestimmte Situation vorbereiten musst. Die Kombination aus Aktivbild, Berühren und Atemholen bildet einen wirksamen Schutz vor Rückfällen. Diese Gefahr ist, wie du weißt, in den ersten drei Wochen am stärksten. Arbeite deshalb in dieser Zeit wirklich konsequent. Jedes einzelne Mal, wenn ein Gedanke an das Rauchen aufkommt, läuft bei dir ganz automatisch immer das gleiche, eingeübte Procedere ab:

1. Atemholen: Du führst deinem Organismus neuen Sauerstoff zu, damit die Gehirnzellen gut durchblutet werden und sie klar denken können.

2. Aktivbild lesen: Du hasst die Abhängigkeit, die Zigaretten ekeln dich an, dir wird speiübel beim Gedanken an Rauch und du sehnst dich nach

Freiheit. Du bist und bleibst frei und lässt dich nicht wieder einfangen. Du bist ein eingefleischter Rauch-Loser.

3. Berühren: Du tust dir bewusst etwas Gutes und wirst nie mehr zulassen, dass Zigaretten dein Leben zerstören.

Je mehr Zeit vergeht, umso natürlicher und geläufiger werden dir diese Aktivitäten. Das Aktivbild löst beim bloßen Anblick oder auch nur beim Gedanken daran, sozusagen auf ein Fingerschnippen, das Gefühl von Ekel gegen die Zigaretten aus. Gleichzeitig kannst du tief und befreit durchatmen, denn du bist ein rauchfrei. Nichtraucher, das ist dein Wesen, deine Natur.

Behalte alle diese Gewohnheiten so lange bei, bis sie wirklich in Fleisch und Blut übergegangen sind. Bei jedem einzelnen Gedanken an das Rauchen laufen in deinem Kopf immer diese gleichen Gedanken ab. Alle anderen Gedanken werden rigoros und stur weggewiesen und übersteuert. Was auch immer kommt, welche Werbung du auch siehst, was du auch hörst, wie oft du auch passiv mitrauchen musst, durch wen du auch in Versuchung geführt wirst: Deine Gedanken, dein Aktivbild, dein Leben, das ist die Wahrheit!

> **Bleib stur bei deiner Wahrheit: Rauchfei!**
> **Immer und immer wieder: Rauchfrei!**

Mach es wie die Krieger vergangener Zeiten: Gegen gefährliche Pfeile haben sie sich mit Schutzschildern geschützt. Die Pfeile sind an diesen Schildern abgeprallt. Genau gleich handelst du: Bei allem, was auch nur entfernt an das Rauchen erinnert, zückst du deinen Schutzschild – das Aktivbild. Lass nie, unter keinen Umständen, nicht am Tag, nicht in der Nacht, einen anderen Gedanken zu. Gib dir keine Blöße. Der Feind lauert überall, trag deinen Schutzschild ständig bei dir.

Mach dir bitte eines klar: Der Krieg, den es zu gewinnen gilt, findet in deinem Kopf statt. Du bist bestens ausgerüstet, diesen Krieg zu gewinnen. Alles, was du tun musst, ist, auf der Lauer zu liegen, die Angriffe zu erkennen und sie mit deinen Waffen abzuwehren. Deine stärkste Waffe ist das Aktivbild. Angriffe können in Form von Worten, Bildern, Gerüchen, Gefühlen, Emotionen, Anregungen, Wünschen, Verführungen, Überzeugungen, Lügen, Werbung, Freunden usw. auf dich einstürmen. Bleib also 24 Stunden jeden Tag auf der Hut. Du bist mit hervorragenden Waffen ausgerüstet. Du hast einen taktischen Lehrgang im Umgang mit all diesen Angriffen hinter dir und bist bestens ausgerüstet, Sieger zu bleiben. Du bist ein Sieger! Jetzt ist die Zeit gekommen, das auch in die Realität umzusetzen. Wichtig ist, dass du die Angriffe erkennst und sofort abwehrst. Jeden einzelnen davon.

Der Krieg findet in deinem Kopf statt. Du kannst ihn ohne Weiteres gewinnen, denn du bist bestens ausgerüstet dazu. Du kannst als lächelnder Sieger hervorgehen. Tu es.

Der Krieg findet in deinem Kopf statt.
Du kannst ihn problemlos gewinnen,
denn du bist bestens ausgerüstet.
Du bist ein rauchfreier, lächelnder Sieger.

Beispiel

Peter berichtete mir, dass er kurz nach seinem Entschluss, das Rauchen aufzugeben, auf eine Party geriet. Vor dem Besuch vertiefte er sich in das Aktivbild. Er sagte wörtlich: „Der Rauch der Zigaretten löste bei mir augenblicklich ein sehr unangenehmes Gefühl aus. Ich musste unweigerlich husten und würgen. Wie ein Film lief bei mir das Aktivbild vor meinem inneren Auge ab: Rauchen ist eklig. Mir wird speiübel davon. Ich bin frei, befreit. Ich bin ein eingefleischter Rauch-Loser. Ich bin heilfroh, dass ich es bin.» In Sekundenbruchteilen hatte ich Bilder von früher vor mir: Raucherhusten, panische Angst vor Krebs, Schlappheit und vernebelter Verstand.

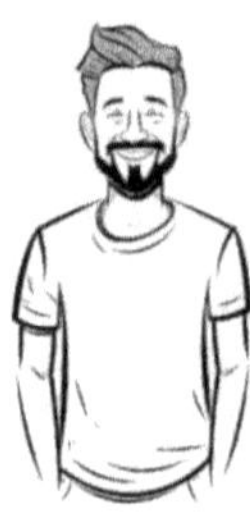

Was er hier nur wieder alles hinschreibt, der Autor. Dabei ist es so simpel einfach. Man hört auf damit. Basta. Ich jedenfalls hatte keinerlei Probleme. Der Körper war ja gereinigt und ich war gründlich geheilt von diesem fürchterlichen Kraut. Ich war nachgerade froh, dass ich endlich aufhören durfte. Ich hasste diese vermaledeite Pest. Und wie ich die hasse! Ich jauchzte: Juchhee, ich bin endlich Nichtraucher! Ich bin endlich ein Rauch-Loser!

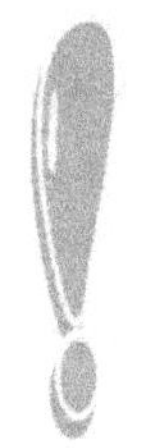
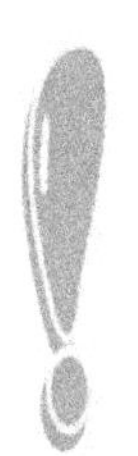

Wie heißt deine Wahrheit?
- Ich bin frei!
- Das Rauchen hasse ich,
das Rauchen lasse ich!
- Juchhee, ich bin eingefleischter
Nichtraucher!
- Juchhee, ich bin ein eingefleischter
Rauch-Loser!

7.5. Erspare dir Kämpfe!

Du kannst dir viel Anfechtung und viele Kämpfe ersparen, wenn du möglichst alles, was dich an die alte Gewohnheit erinnert, über Bord wirfst. Die Zigaretten und Feuerzeuge hast du ja bereits vernichtet. Trotzdem gibt es in deiner Wohnung wohl noch vieles, was zur alten Gewohnheit gehört, so insbesondere wohl der miefige Geruch aus Kleidern, Polstern, Vorhängen und Teppichen. Wasch deine Kleider oder bring sie in die Reinigung. Nimm dir deine Handtaschen vor und säubere sie gründlich. Hol die Vorhänge herunter und wasch sie. Schamponiere den Teppich. Reinige deine Wohnung oder dein Haus so gut und so gründlich wie irgend möglich. Vertreibe den schalen Geruch von Zigaretten ein für alle Male. Schaffe dir ein wohnliches, sauberes Zuhause. Gestalte eine Umgebung, in der du dich gerne aufhältst; einen Ort der Geborgenheit, Sicherheit und des Wohlfühlens.

In diesem Zusammenhang: Wie wäre es beispielsweise mit einer neuen Polstergruppe, einem neuen Lieblingssessel? Du sparst ja ab sofort viel Geld, indem du keine Raucherwaren mehr kaufst.

Wenn du meinem Zeitplan gefolgt bist, dann ist heute Samstag – du hast somit Zeit. Du hast mit der Sucht definitiv gebrochen. Setze jetzt Zeichen. Du hast vier Tage lang das Aktivbild gelesen, warst sozusagen auf dem Sprung. Jetzt ist der Zeitpunkt des Handelns gekommen. Werde aktiv. Alles, was dich an deine unselige Gewohnheit erinnert, muss vernichtet, gereinigt, neutralisiert, umgedreht werden.

Du hast ein neues Leben begonnen. Wirf das alte endgültig auf den Kehricht. Gehe konsequent, rigoros und stur vor.

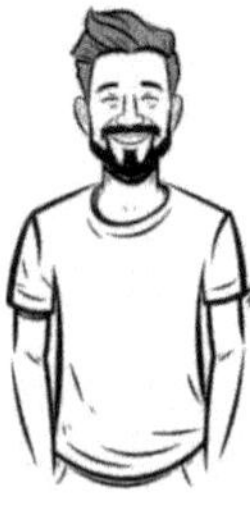

Möchtest du wissen, was ich getan habe? Ich habe meine Wohnung umfassend entrümpelt. Und dann zog ich los, um mich neu einzurichten. Ich dachte: Wenn schon, denn schon. Es hat mir viel Spaß gemacht und freut mich auch heute noch, denn zu den neuen Möbeln trage ich Sorge. Mir kam nie mehr auch nur eine einzige Zigarette ins Haus.

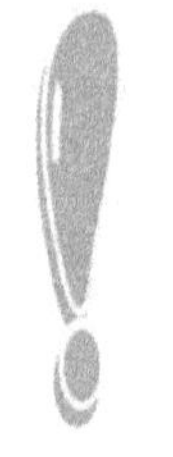

Du bist dabei, echt Geld zu sparen.
Gönn dir etwas:
Einen neuen Lieblingssessel,
ein sauberes Heim,
eine neue Einrichtung,
ein wohnliches Zuhause.

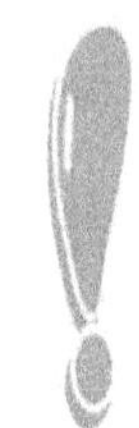

7.6. Bleib konsequent!

Dein Motto lautet: Keine einzige Zigarette mehr. Nie mehr. Kein Stück. Ganz konsequent. Du weißt, dass eine einzige Zigarette genügt, um die Gier wieder aufleben zu lassen. Du hast erkannt, wie schädlich, teuer und umständlich die Gewohnheit des Rauchens ist. Geh nicht zurück in diese Gefangenschaft. Bleib frei. Bestimme selbst über dein Leben.

Verbitte dir ein für alle Mal – und zwar aufs Schärfste – jede Einmischung in deine Privatsphäre.

Mache dir unmissverständlich klar, dass es bei Nikotin kein Ausprobieren gibt. Sobald du auch nur eine einzige Zigarette anzündest, bist du wieder ein Gefangener.

Nimm dich insbesondere in Acht vor den aufgestellten Fallen. Sie heißen Gelegenheitsraucher, Quartalsraucher oder Abendraucher. Alle diese Bezeichnungen sind Beschönigungen, um dich in die Abhängigkeit zurückzulocken. In Bezug auf das Rauchen gibt es nur zwei Kategorien: Menschen, die rauchen, und solche, die es nicht tun. Ein Raucher ist ein Mensch, der raucht. Ob er das gelegentlich oder abends tut, ist unwichtig. Er tut es und ist damit in den Klauen der Sucht, denn eine einzige Zigarette kann genügen, die Abhängigkeit zu begründen. Ein Nichtraucher raucht nicht oder genauer: nie. Bei keiner Gelegenheit und keine einzige Zigarette / Zigarre / Pfeife. Auch nicht versuchsweise und auch nicht aus Gefälligkeit. Er lässt es ganz einfach und ist heilfroh, dass er nicht muss.

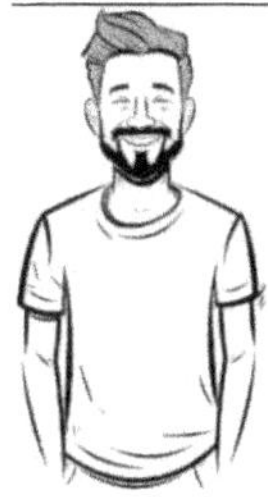

Warum schreibt er das bloß so langatmig? Mir war immer schon sonnenklar: Ein Nichtraucher raucht nicht. Seine Zigaretten-Rate steht bei Null. Null Komma Null, um ganz genau zu sein.

Viele Raucher, die aufgehört haben, lassen sich zu einer Zigarette verführen, weil sie glauben, jetzt immun zu sein oder dass einmal keinmal sei. So rauchen sie dann bei besonderen Gelegenheiten, beispielsweise anlässlich eines Geburtstagsfestes oder einer Klassenzusammenkunft, eine Zigarette. Und haben, ehe sie es sich richtig bewusst werden, ein halbes Paket aufgeraucht. Beim Rauchen gibt es keine Toleranz, keine Gelegenheit, keine Heimlichkeiten. Alle Bezeichnungen wie Gelegenheits- oder Abendraucher sind Verniedlichungen für die Tatsache, dass du ein Raucherproblem hast. Wenn man es genau betrachtet, sind solche Raucher besonders bedauernswerte Opfer.

Gelegenheitsraucher

Gelegenheitsraucher sind gestresste Menschen, denn sie sind ständig auf der Suche nach der nächsten Gelegenheit, in der sie sich eine anstecken können und dürfen. Sie suchen und finden Ausreden, um ihrer Sucht zu frönen. Sie sind genervt und unglücklich, denn einerseits möchten sie nicht zu den offiziellen Rauchern gehören, andererseits hat die Sucht sie fest in den Klauen. Das Gelegenheitsrauchen ist ein Martyrium.

Abend- oder Morgenraucher

Du bist ebenso unglücklich, genervt und gestresst wie Gelegenheitsraucher, denn du bestrafst dich selbst den ganzen Tag lang mit Entzug. Diese Art zu rauchen ist eine moderne Form mittelalterlicher Folter.

Quartalsraucher

Er brüstet sich damit, dass er ohne Weiteres mit dem Rauchen aufhören kann. Er hat es auch bereits hundert Mal ausprobiert – und auch geschafft. Nur leider ist er jedes einzelne Mal auch wieder rückfällig geworden. Damit er sich selbst trotzdem in die Augen sehen kann, zählt er nicht die Rückfälle, sondern die Siege. Siege sind für ihn jene kurzen Zeitabschnitte ohne Zigaretten. Typisch am Quartalsraucher ist, dass er die körperlichen Entzugserscheinungen ohne Weiteres überwinden kann. Diese in kurzen Abständen auftretende Gier vermag er mit Willensanstrengung zu überwinden. Sie wird rasch geringer, und deshalb meint er, einen Sieg errungen zu haben. Da er aber auf der mentalen Ebene nie wirklich mit der Sucht gebrochen hat, bleibt seine Abhängigkeit. Er glaubt der Werbung nach wie vor. Zigaretten sind für ihn immer noch erstrebenswert, weil sie (angeblich!) entspannen, Stress abbauen, das Gefühl von großer Welt vermitteln usw. Da er diese gedankliche Abhängigkeit nie überwunden hat und die Zusammenhänge und Hintergründe nie wirklich erfasst hat, ist es lediglich eine Frage der Zeit oder Gelegenheit, wann er wieder zu rauchen beginnt. Dass er rückfällig werden wird, ist so sicher wie das Amen in der Kirche. Der Quartalsraucher ist genauso bedauernswert wie ein Mensch, der maßlos isst und sich die überflüssigen Pfunde dann in selbstauferlegter Qual und Pein wieder mühsam abhungert.

Der heimliche Raucher
Der heimliche Raucher führt einen Zweifrontenkrieg, den er nie gewinnen kann.

Kein Mensch kann solche Mehrfrontenkriege auf Dauer aushalten. Sie sind eine Einbahnstraße Richtung gravierender Krankheit, beispielsweise Krebs.

Rainer litt unter erheblicher Atemnot und Raucherhusten. Der Arzt hatte eine Raucherlunge festgestellt und ihm gesagt, dass er sofort aufhören müsse zu rauchen. Seine Frau bedrängte ihn zusehends: „Rainer, du hast jetzt nur noch vier Jahre bis zu deinem Ruhestand. Ich möchte, dass wir dann das Leben so richtig genießen können. Du weißt, was der Arzt gesagt hat. Hör bitte auf zu rauchen. Ich will nicht, dass du stirbst und nichts mehr hast vom Leben." Da Rainer das Rauchen nicht lassen konnte, aber auch die Ermahnungen und Vorwürfe seiner Frau nicht ertrug, begann er heimlich zu rauchen. Er versteckte die Sucht zu Hause und auch am Arbeitsplatz. So blieben ihm nur die Arbeitswege, die er morgens und abends über Umwege in verschiedene Kneipen verlängerte. Rainer litt fürchterlich: Entzugserscheinungen während der Nichtraucherphasen, schlechtes Gewissen seiner Frau gegenüber und panische Angst vor dem Erstickungstod.

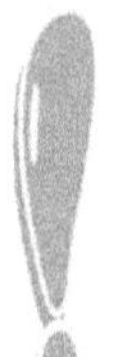

Rauchen ist ein Entweder – Oder.
Davon gibt es keine Ausnahme.
Wie heißt deine persönliche Wahrheit?
Ich bin frei.
Das Rauchen hasse ich,
das Rauchen lasse ich.
Juchhee, ich bin eingefleischter
Nichtraucher.
Juchhee, ich bin ein eingefleischter
Rauch-Loser.
Du bist es! Bleib dabei!

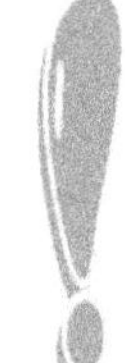

7.7. Meide Gefahren!

Wer sich in Gefahr begibt, kommt darin um. Kleine Kinder sind zu beneiden, denn sie lernen das Laufen nach der Methode „Try and Error". Sie versuchen es so lange, bis sie sicher auf den Beinen stehen und gehen können. Jedes Mal, wenn sie hinfallen, stehen sie auch gleich wieder auf.

Beim Aufgeben des Rauchens gibt es leider keine Versuche, denn jede einzelne Zigarette kann die Abhängigkeit von neuem begründen. Hier gibt es nur das Siegen oder Verlieren. Aus diesem Grund solltest du jede nur denkbare Gefahr konsequent und rigoros meiden, insbesondere während der ersten drei Wochen. Ist diese Phase überwunden und hast du gelernt, deine Instrumente einzusetzen und den Schutzschild wirklich völlig automatisch hochzuhalten, dann bist du so gut wie gefeit gegen jeden Angriff.

Mache es dir noch einmal klar:

- ➢ Zigaretten sind giftig, gesundheitsschädigend, eklig und krankheitsfördernd.
- ➢ Rauchen kostet eine Menge Geld.
- ➢ Raucher werden von der Gesellschaft zusehends geächtet. Sie werden immer mehr zu Menschen zweiter Klasse.
- ➢ Rauchen ist eine Sucht, der du als Gefangener erliegst, sobald du auch nur eine einzige Zigarette ansteckst.
- ➢ Nichtrauchen ist Freiheit, Gesundheit, Geldersparnis, Vitalität, Kraft, Ruhe, Gelassenheit, gesellschaftliche Achtung, Selbstbewusstsein.
- ➢ Kurz: Nicht zu rauchen, macht das Leben erst so richtig lebenswert.

Auch Ersatzprodukte sind gefährlich

Meide auch jetzt jede Art und jede Form von Ersatzprodukten, insbesondere alle jene, die Nikotin oder nikotinähnliche Substanzen und Zucker enthalten. Meide insbesondere auch E-Zigaretten. Du weißt nun auch, dass Alkohol, Süßigkeiten, Kaffee und schwere, fetthaltige Speisen die Lust auf die Zigarette fördern können. In deinem eigenen Interesse wirst du deshalb deinen Speisezettel sorgfältig zusammenstellen. Indem du das tust, beugst du auch jeder Gewichtszunahme vor, ohne dass es dich große Anstrengung kostet.[10]

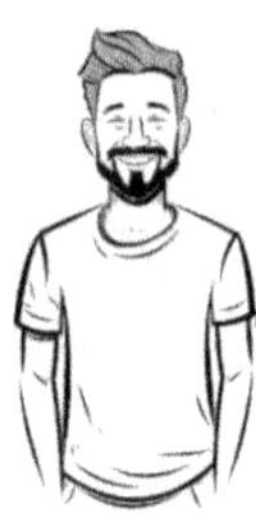

Also, die Gewichtszunahme hat mir erhebliche Sorgen gemacht. Ja, ich gebe es ja zu, ich bin etwas eitel. Grosstrommelträger wollte ich auf keinen Fall werden. Und die Geschichte mit den Früchten habe ich ihm nicht so recht abgenommen, dem Autor. Aber, was soll ich dir sagen, auch in diesem Punkt hat er recht. Ich habe kein Gramm zugenommen – und nach wie vor kein Gramm Gewicht zu viel. Ich sagte es dir ja bereits: Ich bin fit und vital. Du weißt schon: Typ siegreicher Strahlemann.

7.8. So überwindest du jedes Verlangen

Jeder Gier, jeder Versuchung nach Zigaretten begegnest du immer auf die gleiche Art und Weise:

1. **Lies das Aktivbild.** Versinke darin. Mach dir klar, wie schädlich das Rauchen ist und wie sehr du es hasst. Sieh, wie du als Gefangener darunter gelitten hast. Schau dir jetzt deine eigentliche Natur an. Du bist ein eingefleischter Rauch-Loser. Die Sucht hat keine Gewalt mehr. Du bist frei. Du bist frei. Du bist frei. Das

[10] Top 10 Ernährung ist eine unabhängige, neutrale Ernährungsberatung, zeigt artgerechte Ernährungsregeln.

denkst du so lange, bis die Gier abflaut. Ganz stur. Ununterbrochen. Schalte deinen Kopf / andere Gedanken vollständig aus. Bleib pingelig dabei: *Ich bin frei, ich bin frei, ich bin frei.*

2. **Trink Zitronensaft** und verbinde damit die gleichen Gedanken: Ich reinige meinen Körper und meinen Geist. Ich bin frei, die Sucht hat keine Gewalt mehr über mich. Ich bin ein eingefleischter Rauch-Loser. Ich bin frei. *So idiotisch, nochmals zurückzugehen in all den Schmutz, Dreck und Gestank, nein, so idiotisch bin ich nicht.*

3. **Berühre dich liebevoll** und schwöre dir, dass du zu dir selbst, zu deinem Körper Sorge trägst. Nie mehr wirst du ihm etwas zumuten, das ihn belastet oder zerstört. *Ich liebe mich, ich liebe meinen Körper, ich liebe meinen klaren Kopf, ich lebe meine Lungen, ich halte sie frei.*

Ich bin frei.
Die Sucht hat keine Gewalt mehr über mich.
Ich handle nie mehr so idiotisch
und kehre zurück in die Gefangenschaft.
Ich liebe mich, ich bin frei.
Ich bin ein eingefleischter Rauch-Loser.

Überlege für einen Moment: Wie oft hast du heute gedacht?

- **Ich bin frei.**
- **Das Rauchen hasse ich, das Rauchen lasse ich.**
- **Juchhee, ich bin eingefleischter Nichtraucher.**
- **Juchhee, ich bin ein eingefleischter Rauch-Loser.**

7.9. Rückfälle

Ist es dir passiert? Bist du rückfällig geworden? Wenn nein, kannst du dieses Kapitel überspringen.

Wenn ja, dann solltest du möglichst genau analysieren, wann und weshalb du wieder zu rauchen begonnen hast.

- Welcher Wochentag war es?
- Welche Uhrzeit?
- Was hast du dabei gedacht?
- In welcher Stimmung hast du dich befunden?
- Was hast du unternommen, um der Versuchung zu widerstehen?

Vergleiche das nun mit deinem Aktivbild, mit den Ernährungsvorschlägen, und mach dir klar, in welchem Punkt du zu wenig genau oder zu wenig konsequent warst. Mach dir auch klar, dass die Redensart „Wer sich in Gefahr begibt, kommt darin um" für Raucher leider ganz genau stimmt. Vier Tage Vorbereitung sind sehr wenig Zeit, um sich auf einen neuen Lebensabschnitt vorzubereiten. Deshalb solltest du möglichst alles meiden, was die Sucht fördert, nämlich insbesondere:

➢ Vermeide Orte, an denen geraucht wird oder die nach Rauch riechen.

➢ Vermeide Kaffeeorgien, Alkohol, fettreiches Essen.

➢ Vermeide Stimmungstiefs.

➢ Gestatte dir keinen einzigen anderen Gedanken als jene, die im Aktivbild stehen. Bleib in diesem Punkt besonders stur.

➢ Vermeide alte Gewohnheiten wie z.B. das passive Fernsehkonsumieren am Abend.

➢ Lerne, dich zu entspannen.

Überprüfe nochmals:

- ❖ Hast du den richtigen Zeitpunkt für deine Pläne gewählt?
- ❖ Hast du das Aktivbild wirklich erstellt und fleißig gegessen?
- ❖ Hast du den Zitronensaft getrunken?
- ❖ Hast du das Berühren und Streicheln eingeübt?

Es genügt nicht, diese Dinge zu lesen oder zu wissen. Rauchen kann man nicht mit reinem Kopfwissen überwinden. Rauchen ist keine rein intellektuelle Sache. Rauchen ist eine ganzheitliche Angelegenheit, in die der Körper und Geist mit einbezogen sind. Der Körper ganz besonders, denn du führst jeden Tag hunderte Male ganz bestimmte Körperbewegungen aus und überschwemmst deinen Organismus mit Giftstoffen. Zudem meinst du, es würde dich entspannen, es würde dich vor Gewichtszunahme schützen und es gäbe dir das Gefühl von Sicherheit.

Meine Methode, das Rauchen zu überwinden, ist garantiert erfolgreich, vorausgesetzt, alle Elemente werden buchstabengetreu erfüllt. Wir Menschen sind, leben und handeln immer ganzheitlich. Auch du wirst deine Sucht loswerden, wenn du deinen Körper wirklich entschlackst, deinen Geist befreist, die Werbung übersteuerst und die eingeübten Bewegungsabläufe abwandelst.

Rauchen ist ein Psychogefängnis. Dein Denken ist völlig korrumpiert. Du bist umgedreht worden. Das musst du erkennen, übersteuern und durch die Wahrheit ersetzen. Wenn du das nicht einübst, hast du wenig Chance, den Klauen der Sucht wirklich zu entrinnen.

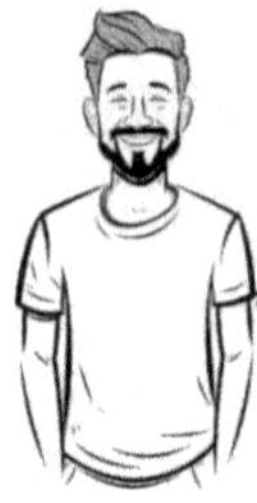

Für mich war kristallklar, dass ich mich am Riemen reißen musste. Ich war Kettenraucher und stand kurz vor dem Kollaps. Nein, es ging nicht immer reibungslos, das weißt du ja aus verschiedenen Kommentaren. Nicht alle Anweisungen des Autors fand ich sinnvoll oder einleuchtend. Aber ich sagte mir: Da hilft nun einmal nichts. Du sitzt tief in der Tinte. Also: Augen zu und durch und zwar wortwörtlich. Und er hat recht, der Herr Autor. Nach zwanzig Mal fünf Minuten Aktivbild kann man gar nicht mehr anders, als darin leben. Es ist zur Wahrheit, zur eigenen Natur geworden. Soll ich dir sagen, was ich heute von Zigaretten denke? Auf die Gefahr hin, dass ich dich schocke, ich sag es dir, wie mir der Schnabel gewachsen ist. Wenn ich irgendwo in den „Genuss" von Rauch komme, dann rebelliert mein Innerstes sofort und ruft aus: „Ich hasse diese verdammten, ekligen, bestialisch stinkenden Glimmstängel wie die Pest. Zigaretten sind Abschaum, der letzte Dreck. Ich jauchze und jubiliere, dass ich frei bin. Ich bin ein eingefleischter Rauch-Loser und das bleibe ich, bis ich sterbe."

7.10. Keine Frage, du bleibst Sieger

Du kennst alle Nachteile des Rauchens bestens, nämlich beispielsweise:

- Gesundheitsschäden

- Geldverschwendung

- Umweltzerstörung

- Gesellschaftliche Ächtung usw.

Zwar lebst du weiterhin in einer Welt, in der viele Lügen über das Rauchen zirkulieren, aber du bist ein für alle Mal gefeit dagegen. Du kennst die Wahrheit: Vom Rauchen wird dir speiübel. Du hasst Zigaretten wie die Pest.

Du weißt, dass du nichts Positives, Wertvolles aufgeben musst, dass du nichts verlieren und deshalb auch nichts vermissen wirst.

Du hattest zwar eine zweifelhafte Gewohnheit, aber sie war nie Teil deines wirklichen Wesens. Das Rauchen wurde dir aufgezwungen, angelernt, und du wurdest mit viel psychologischem Geschick und mit Hilfe von Nikotin in dieser Abhängigkeit gehalten. Du bist von Natur aus frei und unbelastet. Zu dieser ursprünglichen Lebensform hast du jetzt zurückgefunden.

Du hast dir gelobt, nie mehr zu rauchen. Du hast in einem feierlichen Akt alles vernichtet, was von dieser unseligen Gewohnheit übrigblieb. Alle Spuren sind beseitigt. Du bist frei und wirst dich hüten, jemals wieder Zigaretten zu kaufen. Du hütest dich auch nur, eine einzige Zigarette zu rauchen. Du wirst nie mehr in diese Abhängigkeit zurückgehen.

Du hast die körperliche Abhängigkeit so gut wie überwunden, denn du hast dich gründlich darauf vorbereitet und deinem Organismus Gelegenheit gegeben, sich zu entschlacken. Die vor dir liegenden nächsten drei Wochen schaffst du mit links. Danach bist du so gut wie resistent gegen alle Anfeindungen, insbesondere auch, weil du nach wie vor täglich die Wahrheiten deines Aktivbildes memorierst.

Du hast die mentale Abhängigkeit gründlich überwunden, denn du hast erkannt, wie eklig, gesundheitsschädigend und teuer Rauchen wirklich ist.

Rauchen ade! Rauch-Loser in 4 Tagen!

Du genießt die Freiheit, die Vitalität, den Gesundheitsgewinn, die Geldersparnis, die soziale Achtung, die innere Sicherheit und Ruhe.

Du siehst dir selbst tief in die Augen und bist stolz auf dich. Du hast etwas Großes geschafft. Du hast einen Sieg über die fürchterliche Sucht errungen. Du bist ein Siegertyp. Klopf dir auf die Schulter. Du bist Sieger!

Steh auf und ruf laut: Juchhee, ich bin ein eingefleischter Rauch-Loser!

Juchhee, ich bin ein eingefleischter Rauch-Loser!

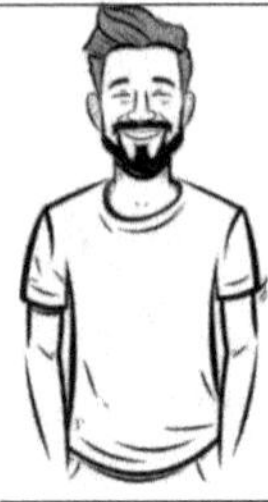

Was soll ich dir sagen: Wer es nicht erlebt hat, kann es schwer nachempfinden. Die Freiheit ist wirklich riesig. Ehrlich! Ich würde sie um keinen Preis der Welt mehr eintauschen oder aufgeben wollen.

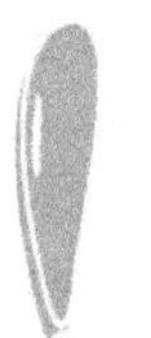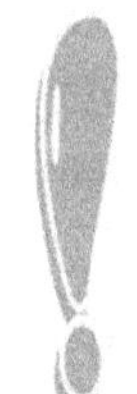

Was garantiert deinen Sieg?

- Ich bin frei.

**- Das Rauchen hasse ich,
das Rauchen lasse ich.**

**- Juchhee, ich bin ein
eingefleischter Nichtraucher.**

**- Juchhee, ich bin ein
eingefleischter Rauch-Loser.**

Kapitel 8: Geniesse das Leben, denn

DU BIST FREI

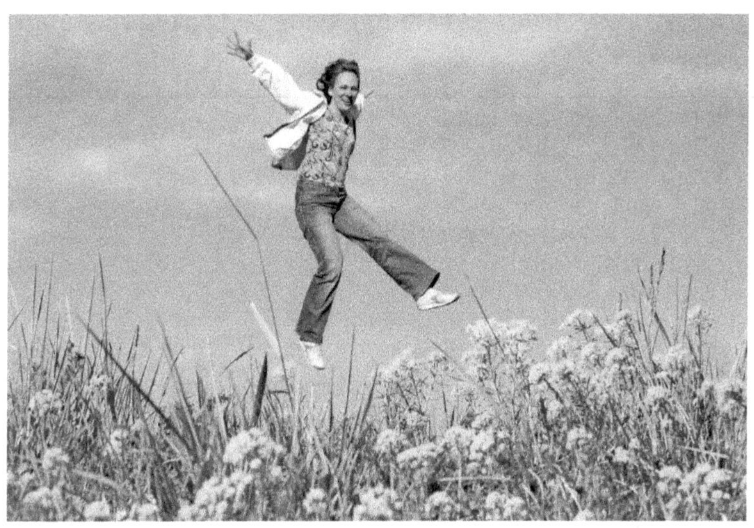

Herzliche Gratulation
Hilf deinen Mitmenschen.

8. Geniesse das Leben

8.1. Herzliche Gratulation

Herzliche Gratulation! Du hast etwas Großes geschafft. Du hast die Wahrheit über das Rauchen herausgefunden und diese zerstörerische Sucht überwunden.

Du bist ein Rauch-Loser! Du bist frei!

Genieße dein Leben.

Genieße ein sauberes, wohnliches Heim.

Gönn dir eine kleine Ferienreise.

Atme befreit durch, denn deine Kleider stinken nicht mehr nach abgestandenem Rauch, deine Handtasche ist nicht länger verschmutzt durch Tabakkrümel und dein Sakko ist nicht mehr ausgebeult durch den Feueranzünder.

Du bist frei!

Jauchze, frohlocke, juble!

Mach einen Luftsprung.

Stimme ein Freudengeschrei an.

Reibe dir die Hände.

Strahle über das ganze Gesicht.

Rufe immer und immer wieder: Ich bin ein eingefleischter Rauch-Loser. Ich bin ein eingefleischter Rauch-Loser. Ich bin ein eingefleischter Rauch-Loser.

Bleib deinem Merksatz treu und zwar so lange, bis er ganz von alleine beginnt, alle anderen Gedanken zu vertreiben. Glaub mir, er wird alle Anfechtungen vollautomatisch übersteuern, und zwar genau so zuverlässig, wie dein Organismus früher ohne dein Wissen und ohne deine Zustimmung eine Zigarette angezündet hat. Übe deine persönliche Wahrheit so lange, bis sie automatisch und ohne Anstrengung aufsteigt und dich rundum schützt:

- ❖ Ich bin frei.
- ❖ Das Rauchen hasse ich, das Rauchen lasse ich.
- ❖ Juchhee, ich bin ein eingefleischter Nichtraucher.
- ❖ Juchhee, ich bin ein eingefleischter Rauch-Loser.

8.2. Hilf deinen Mitmenschen

Hilf mit, dem Skandal Rauchen ein Ende zu bereiten. Als ehemaliger Raucher kannst du jetzt ermessen, wie zerstörerisch diese Angewohnheit wirklich ist. Dir ist klar, wie grausam die Gefangenschaft in der Sucht ist.

Mach nicht länger die Faust im Sack. Ist es nicht so, dass Raucher verblendete Gefangene sind? Verdienen sie nicht unseren Beistand, unsere Hilfe?

Werde aktiv. Hilf all jenen, die weiterhin in Gefangenschaft gehalten werden und leiden. Verschenke beispielsweise dieses Buch als Zeichen des Mitgefühls und aus Hilfsbereitschaft.

Rauchen ist unnatürlich, selbstzerstörerisch, umweltschädlich und sehr teuer. Auch du zahlst für die Folgen dieser Sucht. Beispielsweise in Form von ständig steigenden Gesundheitskosten. Würden die Folgeschäden, die auf das Rauchen zurückzuführen sind, wegfallen, wür-

den die Kosten rapide sinken. Du bezahlst auch Steuern, denn irgendwer muss das durch Millionen von Kippen verunreinigte Wasser entgiften. Sofern und soweit man das überhaupt kann. Und irgendwer
muss die Milliarden von Kippen, die täglich auf unseren Straßen, in
Parkanlagen und an unseren Stränden landen, aufsammeln, damit wir
nicht vollständig im Müll ersticken.

Hilf mit, diesem Skandal ein Ende zu bereiten. In deinem eigenen Interesse und im Interesse all jener, die mit viel psychologischem Geschick
und mit Milliarden von Werbefranken in ihrem Elend gefangen gehalten werden.

Liste der Anhänge

Nr.	Thema
1	Leberwickel

Anhang Nr. 1: Leberwickel

Die Leber ist unser zentrales Entgiftungsorgan.

Unsere Leber ist denkbar aktiv, meist sehr genügsam und sie verursacht kaum jemals Schmerzen. Andere Organe wie z.B. die Niere, der Magen usw. die spüren wir oft und sehr deutlich. Von der Leber spüren wir meist nichts – ausser vielleicht ein gewisses dumpfes Gefühl.

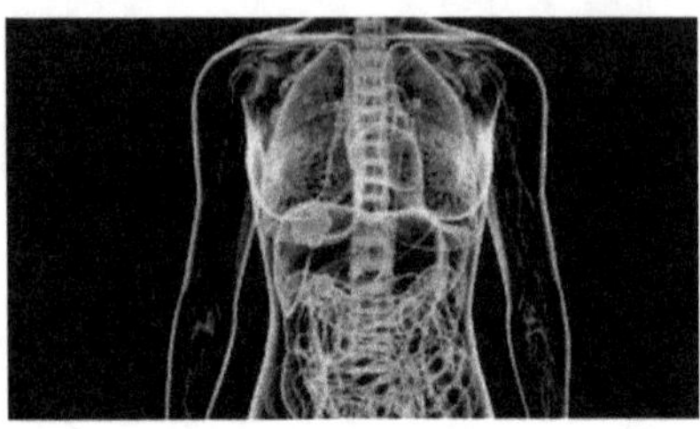

Das sollte nicht darüber hinwegtäuschen, dass wir auch unsere Leber deutlich überfordern können. Denken wir nur an Alkohol oder an Kohlenhydrate. Kohlenhydrate? Ja, die Leber hilft der Bauchspeicheldrüse ein Übermass an Stärke (Zucker) abzubauen – und das ist nicht selten eine sehr anspruchsvolle Aufgabe. Schafft die Leber all das Brot, Reis, Teigwaren, Mais usw. nicht, verfettet sie.

Wie können wir der Leber helfen, ihre Aufgabe leichter zu erfüllen (oder ein Übermass an Nahrungssünden abzubauen)? Durch den Leberwickel. Er ist denkbar einfach – und er erhöht die Leistung der Leber um 40%.

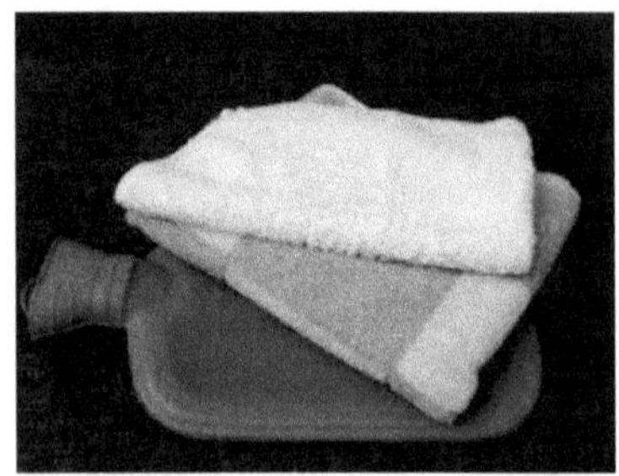

Alles was du für den Leberwickel benötigst, ist ein Waschlappen (kleines Handtuch), ein grosses Frotteetuch und eine Wärmflasche.

Lege den kleinen Waschlappen in warmes Wasser. Auswringen und auf die Leber legen. Lege eine Wärmflasche darauf und packe das Ganze mit einem Frotteetuch ein.
Entspanne dich, geniesse die Wärme eine halbe Stunde.
Du kannst den Leberwickel täglich geniessen.

Liste der Bücher

Titel	
Nimm dein Unterbewusstes an die Hand….	und führe es zu Gesundheit, Energie und Lebensfreude
Mr. X, Mr. Gesundheit und Regenration	Entdecke deine eigene Gesundheits-Kraft
Top 10 Ernährung	So wird deine Nahrung zu deinem Heilmittel
Top 12 Gesundheit	12 einfache Regeln um Krankheiten zu überwinden
Arteriosklerose überwunden	So überwindest du Plaques, Verkalkung, PAVK, Herzinfarkt
Das Jungbrunnen-Geheimnis	Endlich entschlüsselt
Top 10 Liebe	So gelingt dir eine tief-innige, stabile Liebe
Sex ü 60	Lust im Alter ohne Frust
Humor	Humorvolle Kurzgeschichten
Die Fünf Tibeter	Fitness und Entspannung

Vom gleichen Autor ist erschienen:

Nimm dein Unterbewusstes an die Hand …
.. und führe es zu Gesundheit, Energie und Lebensfreude

Das Unterbewusste ist die am meisten unterschätzte Hilfe und Kraft zur Bewältigung des alltäglichen Lebens.

Richtig verstanden und genutzt ist die Psyche ein unermüdliches Stehaufmännchen, ein Freund und Helfer, der durch Dick und Dünn hilft, der Krisen meistert, Tiefschläge verdaut und stets als strahlender Sieger hervorgeht.

Dieses Arbeitsbuch hilft Dir, deine psychische und mentale Stärke auszuloten und aufzubauen.

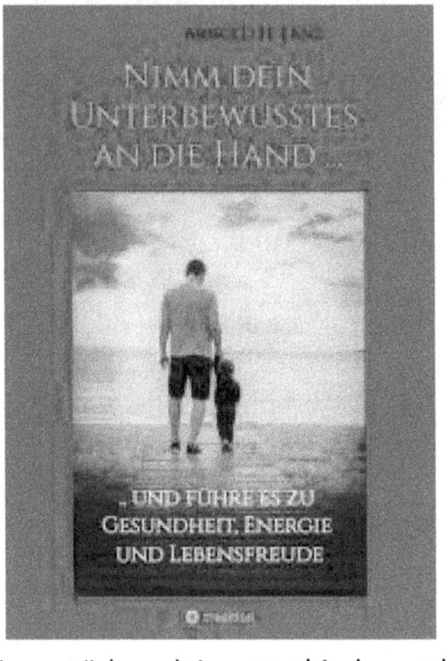

14 leicht umsetzbare Psycho-Trainings stärken deine psychische und mentale Kraft, Energie und Lebensfreude.

205 Seiten leicht verständliche Hintergrundinformation und Trainings-Anleitungen.

Tredition Verlag / Buchhandel

ISBN

Paperback	978-3-347-90745-428.03.202301.04.2023
Hardcover	978-3-347-90748-528.03.202301.04.2023
e-Book	978-3-347-90755-328.03.202301.04.2023
Grossschrift	978-3-347-90761-428.03.202301-04.2023

Vom gleichen Autor ist erschienen:

Mr. X, Mr. Gesundheit und Regeneration

Mr X, entdecke die phantastische Gesundheits- und Regenrationskraft.

Kennst du deinen Mr. X? Ich meine jenen Gesundheits-Grossmeister, der alle Krankheiten (wirklich ALLE Krankheiten) überwinden, auskurieren und heilen kann? Jener Guru, der dich zuverlässig vor Krankheiten schützt? Nein?

Hast du gewusst, dass du diesen Mr. X in dir trägst? Dass jeder einzelne Mensch von Geburt an mit einem

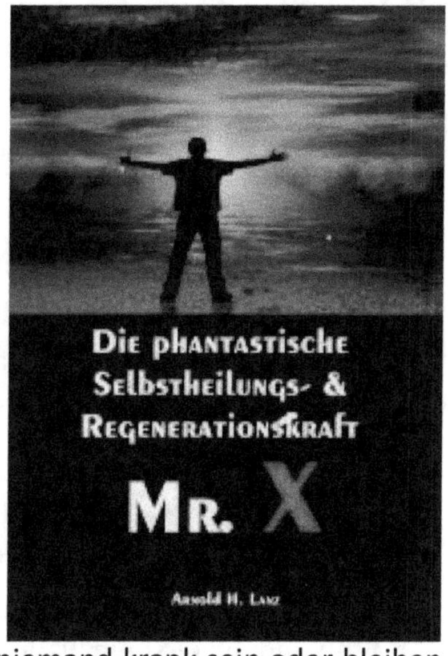

Mr. X ausgestattet ist und dass also niemand krank sein oder bleiben muss?

Ich stelle in diesem Buch ausgewählte Fälle aus einer Praxis als Heilpraktiker vor. Patienten, die unterschiedlichste Krankheiten – auch sogenannt unheilbare Krankheiten – vollständig und nachhaltig überwunden haben.

ISBN:
Paperback   978-347-20360-0
Hardcover   978-347-20361-7
e-Book   978-347-20362-4

Vom gleichen Autor ist erschienen:

TOP 10 Ernährung

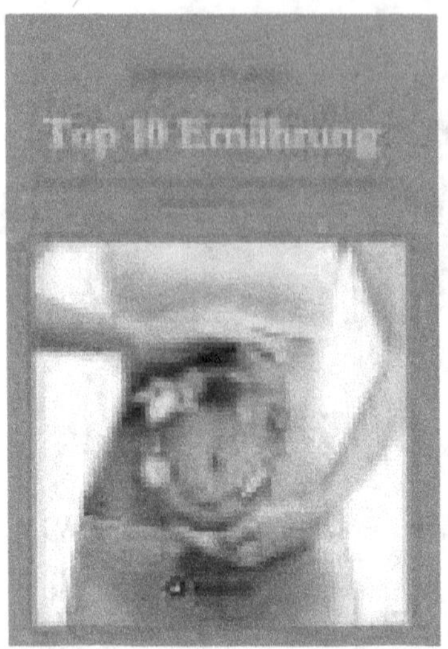

Trotz bester medizinischer Versorgung gibt es eine ganze Reihe von Krankheiten, deren Verlauf man medizinisch abschwächen oder hinauszögern, aber nicht aufhalten oder heilen kann.

Krankheiten werden als Schicksal empfunden. Schmerzmittel werden eingesetzt, um die höllischen Schmerzen erträglich zu machen.

Eine der wichtigsten Ursachen hinter Krankheiten ist falsche Ernährung. Wenn du deine Ernährung umstellst, schaffst du deinem Immunsystem die Voraussetzung gegen diese Krankheiten anzukämpfen. Deine Selbstheilungs-kräfte können sich entfalten und du wirst ein wahres Wunder erleben.

Ich zeige dir hier die Nahrung, die dein Immunsystem und deine Selbstheilungskraft so stärkt, dass Krankheiten überwunden und ausgeheilt werden können. Wirklich überwunden und nicht bloss hinausgezögert.

Lieferbar im Buchhandel und im Tredition Verlag Hamburg:
Paperback   ISBN: 978-3-6587-1
Hardcover   ISBN 978-3-6588-8
eBook   ISBH 978-3-6589-5

Vom gleichen Autor ist erschienen:

Top 12 Gesundheit

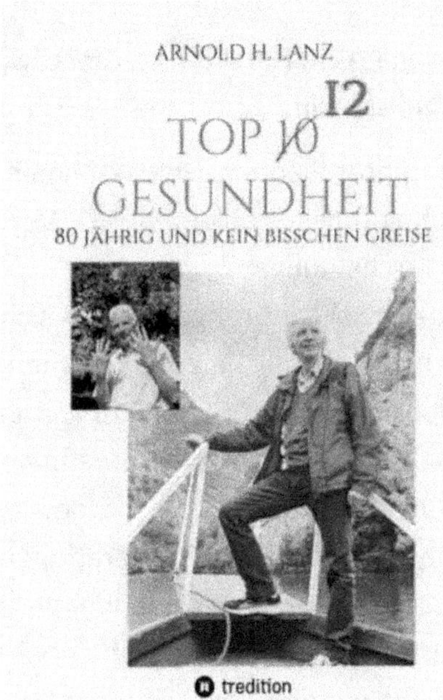

Möchtest du gesund werden? Ich meine wirklich gesund, beschwerdefrei, gelenkig, fit, aktiv? Möchtest du auch chronische, «unheilbare» Krankheiten überwinden?

Vor rund 5 Jahren habe ich 10 erprobte Gesundheits-Regeln publiziert – Tausende haben sie mit Begeisterung umgesetzt.

Ich habe sie jetzt ergänzt durch meine neuesten Erfahrungen als Heilpraktiker: Hier ist er, der neue Ratgeber: 12 griffige Anleitungen, wie du dich aus Schmerz, Angst, Krankheit, Leiden befreist – ein für alle Mal.

Gesundheit, Vitalität, Wohlbefinden, Lebensfreude: Das kannst auch du erreichen und bewahren.

Bitte glaube mir, ich werde demnächst 80-jährig und verdanke diesen Regeln mein Leben. Auch in diesem Alter arbeite ich nach wie vor begeistert als Heilpraktiker.

Lieferbar im Tredition Verlag und im Buchhandel:
ISBN
Paperback: 978-3-347-96543-0
Hardcover: 978-3-347-96544-7
e-Book: 978-3-347-96545-4

Vom gleichen Autor ist erschienen:

Arteriosklerose überwunden!
So überwindest du Plaques, Verkalkung, PAVK, Herzinfarkt, Arthritis, Arthrose, MS, Demenz, Abnützung, Cholesterin……

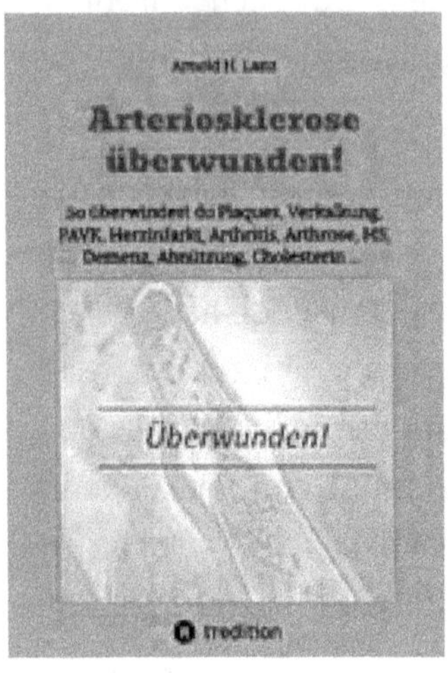

Leidest du unter Plaques, Gelenkschmerzen, Durchblutungs-Problemen, MS, Verkalkungs-Erscheinungen?

Arteriosklerotische Störungen zeigen sich in sehr unterschiedlichen Symptomen, von Herzbeschwerden über MS zu kalten Zehen: Deine Adern, Venen, Nervenbahnen sind belastet, unflexibel, spröde. Ja, mit Stent-, Ballon-, Gelenk-Operationen kann die Gefahr vorerst abgewendet werden, aber deine Blutgefässe, Nervenbahnen, Gelenke werden dadurch nicht besser. Es ist oft nur eine Frage der Zeit, bis die nächste Operation fällig wird.

Ich zeige dir, wie du dein Herz-Kreislaufsystem nachhaltig stärken kannst, wie du Verkalkungen loswirst und neue vermeidest, wie du deinen Organismus stärkst, damit er auch unheilbare Krankheiten (wie z.B. MS, Demenz, PAVK usw.) nachhaltig überwinden kann.

Das hier vorgestellte Regenerations-Programm ist leichtverständlich und in der Praxis erprobt.

Lieferbar im Buchhandel und im Tredition Verlag Hamburg:

Softcover   978-3-384-00647-9copy

Hardcover   978-3-384-00648-6copy

E-Book   978-3-384-00649-3

Vom gleichen Autor ist erschienen:

Endlich entschlüsselt: das Jungbrunnen-Geheimnis

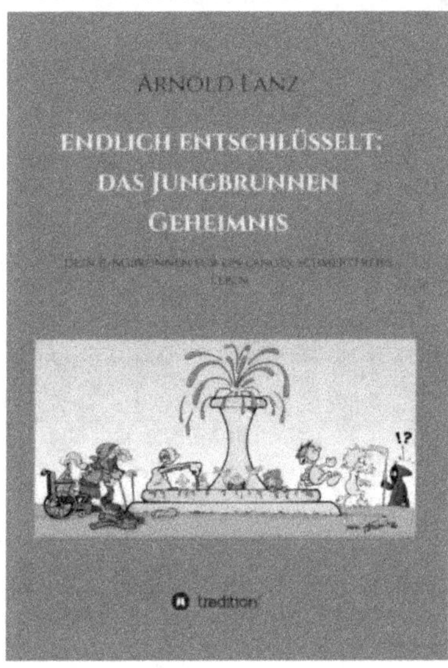

Der Traum vom Jungbrunnen ist wohl so alt wie die Menschheit. Auf der einen Seite des Brunnens steigt man - mühselig, ungelenkig, alt, verschrumpelt - hinein. Man taucht kurz unter, um dann auf der anderen Seite des Brunnens wieder herauszusteigen: mit jugendlichem Elan, voller Spannkraft, Vitalität und Lebensfreude. Natürlich auch völlig schmerz- und sorgenfrei.

Utopie? Nein, keineswegs.

Es gibt viele Expertenstimmen, die uns erklären, dass unser menschlicher Organismus auf eine Lebensdauer von 100 bis 120 Jahre ausgelegt ist. Und das bei voller jugendlicher Spannkraft. Ohne Rheuma, Arthritis, Fibromyalgie, Diabetes, Herz-Kreislaufprobleme, Krampfadern, Tinnitus, Heuschnupfen, Krebs usw.

Zwar ist die durchschnittliche Lebenserwartung in der Vergangenheit gestiegen, aber von 100 bis 120 Jahren sind wir noch weit entfernt.

Und von jugendlicher Spannkraft, Vitalität und Schmerzfreiheit noch viel, viel weiter. Die Alters-Realität ist vielmehr erschreckend: Unbeweglichkeit, Gebrechlichkeit, unsägliche Qualen und Schmerzen, Gedächtnisverlust, Diabetes, Krebs.

Müssen all diese Alters-Probleme und –Leiden sein? Muss Krankheit sein? Nein!

Ist jugendliche Spannkraft, ist physische und psychische Vitalität bis zum Todestag möglich? Ja!

Ich zeige dir hier den Schlüssel hin zu deiner persönlichen Jugendlichkeit.

Buchhandel / Tradition Verlag Hamburg:

Paperback ISBN:978-3-7482-2952-0
Hardcover   ISBN 978-3-7482-2953-7
eBook   ISBH 978-3-7482-2954-4
Bestell-Link   https://t1p.de/f44x

Vom gleichen Autor ist erschienen:

TOP 10 Liebe

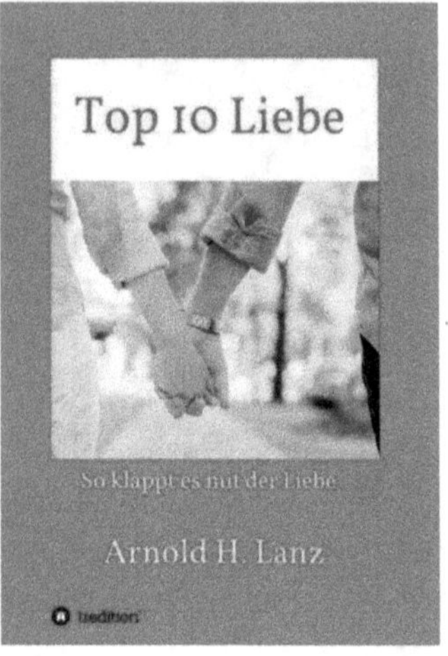

Alles kann man lernen: Rechnen, Schreiben, Mathematik, Physik, Naturheilkunde, Religion, Sprachen, Autofahren, Computer, Internet - was auch immer; es gibt genügend Angebote. Nur auf eine Sache werden wir nicht vorbereitet – auf die Liebe. Die Meisten von uns erleben die Liebe wie eine riesige Woge, eine Wucht und eine Macht, die alles mit sich reisst. Glücksgefühle überwältigen uns. Leider ist auch das Gegenteil der Fall: Nichts kann uns so verletzen, nichts ruiniert unsere Gesundheit so nachhaltig wie Liebeskummer. Doch selbst im grössten Katzenjammer verbleibt die tief verwurzelte Sehnsucht nach Liebe.

Als Heilpraktiker zeige ich dir in 10 einfachen Regeln, wie du eine erfüllende und stabile Beziehung aufbauen und halten kannst. Ich zeige dir, wie du negative Erfahrungen verarbeiten und in neue überschwängliche Glücksgefühle verwandeln kannst.

Buchhandel / Tredition Verlag Hamburg:
Paperback   ISBN:978-3-7482-4338-0
Hardcover   ISBN 978-3-7482-4339-7
eBook   ISBH 978-3-7482-4340-3
Bestell-Link: https://t1p.de/iusa

Vom gleichen Autor ist erschienen:

Sex Ü60

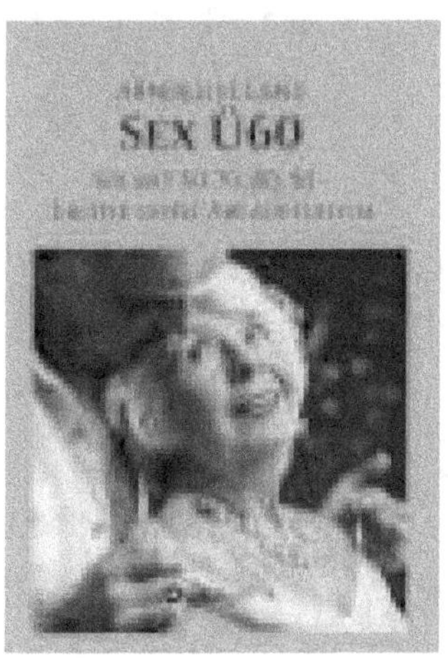

Seien wir ehrlich: Sex ist und bleibt die schönste Sache der Welt. Leider bietet das aktive Erleben, das Umsetzen von Sex fast in jedem Lebensalter Probleme: In der Jugend ist man zu unerfahren, um es wirklich geniessen zu können, in den Berufsjahren ist man so unter Stress und Druck, dass dieses Schöne oft genug zu kurz kommt. Stellen sich Kinder ein, wird Sex zu etwas, das man möglichst heimlich, lautlos und rasch tut. Sind die Kinder ausgezogen und auch die Wechseljahre vorbei, stehen endlich alle Zeichen für ein lustvolles Sexleben auf grün. Dumm ist bloss, dass man in all den Jahren älter geworden ist. Die jugendliche Gelenkigkeit ist vermindert, man ist aus der Übung und die Libido deutlich reduziert. Sich in Laune bringen ist Anstrengung, die schmerzfreie Stellung finden ist nicht einfach und das ganze Geschehen eher mühsam. Der Mann steht kaum mehr, der Lustkelch ist trocken: Anstatt Lust resultiert Schmerz und Frust. Kommen gravierende Krankheiten wie Prostatakrebs, Unterleibszysten, Brustkrebs dazu, wird es echt schwierig.

Die grosse Frage ist also: Wie kann ich im Alter 60+ Sex so richtig lustvoll geniessen?
Ich zeige dir hier, wie du Libido und Potenz zurückgewinnst. Wie du Sex im Alter 60+ erleben, geniessen, auskosten kannst. Gleichgültig wie alt du heute bist: Hier ist dein Weg hin zu Libido, Potenz, Erotik!

Buchhandel / Tredition Verlag Hamburg:
Paperback ISBN: 978-3-7482-9568-6
Hardcover ISBN 978-3-7482-95969-3
eBook ISBH 978-3-7482- 9570-9
Bestell-Link https://t1p.de/527x

Vom gleichen Autor ist erschienen:

Humor ist, wenn man lacht

„Humor" ist eine Sammlung von Kurzgeschichten: humorvoll, feinsinnig, anregend, spielerisch. Lanz liebt phantasievolle Wortspiele. Sein Humor kennt die ganze Bandbreite: von einfach über verspielt, zu knochentrocken oder satirisch und tiefernstnachdenklich.

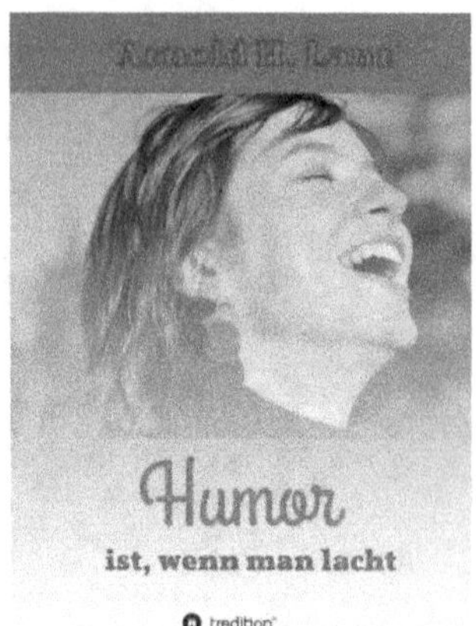

Lanz will einfach nur unterhalten – dir ein Lächeln oder Schmunzeln auf dein Gesicht zaubern und dir Momente schenken, in denen du alles um dich herum vergessen kannst. Momente der Entspannung und Freude.

„Humor ist, wenn man lacht" ist eingeteilt in Kapitel:

- phantasievolle Geschichten, die über Alltäglichkeiten schmunzeln,
- Parodien verschiedener Lebensbereiche, die unweigerlich zum Lächeln anregen,
- satirisch humorvoll verpackte medizinische Ratschläge,
- kurze Anekdoten, die humorvoll verpackte Weisheiten auf den Punkt bringen,
- Geschichten, die zum Schmunzeln und Nachdenken anregen.

Buchhandel / Tredition Verlag Hamburg:

Paperback   ISBN 978-3-7482-1849-4
Hardcover   ISBN 978-3-7482-1850-0
eBook   ISBH 978-3-7482-1851-7
Bestell-Link https://t1p.de/f6h7

Vom gleichen Autor ist erschienen:

Fitness und Entspannung mit den Fünf „Tibetern"

Wenn Sie mitten im Leben stehen und nur wenig Zeit haben, aber dennoch aktiv etwas fürs körperliche und geistige Wohlbefinden tun möchten, werden Ihnen die Fünf „Tibeter" neue Impulse geben. Nicht einmal 15 Minuten am Tag sind notwendig, um eine robuste Gesundheit, einen klaren Verstand, gute Nerven und seelische Ausgeglichenheit zu erreichen.

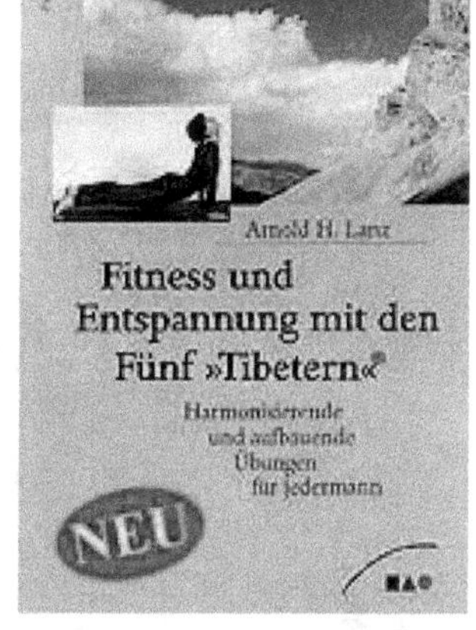

Die leicht erlernbaren Übungen lassen sich an individuelle Bedürfnisse anpassen und bieten höchste Effizienz bei minimalem Trainingsaufwand.

Arnold Lanz beschreibt die Bewegungsabläufe präzise und leichtverständlich, so dass das Umsetzen im Nu gelingt.

ISBN 978-3-502-25016-6

Vom gleichen Autor ist erschienen:

Top 10 Gesundheit
(Wird überarbeitet: Neu Top 12 Gesundheit)

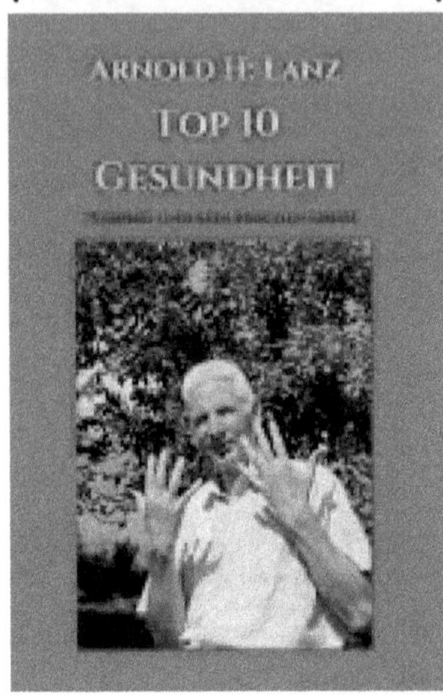

Als ich rund 75-jährig war, schrieb ich diesen Ratgeber. Ich war erstaunt, dass kaum jemand sich klar machte, dass unser Organismus ein wunderbares Regenerations-Potential hat und dass so wenige Menschen es nutzen.

Einfach, praktisch, effizient: die 10 wichtigsten und wirkungsvollsten Massnahmen, um deine Gesundheit aufzubauen und zu halten – bis ins höchste Alter. Schwarz-weiss-Druck, somit sehr preiswert.

Mir persönlich haben diese 10 einfachen Regeln vor rund 30 Jahren aus meinem Burnout herausgeholfen, sie haben meinen Prostata-Krebs geheilt, mich vor Herzinfarkt bewahrt, Hämorrhoiden, Tinnitus, Migräne, Sinusitis verschwinden lassen. In den letzten 30 Jahren haben diese Regeln Hunderten, wenn nicht Tausenden von Patienten geholfen, ihre Gesundheitsprobleme zu überwinden.

Wie auch immer dein Leiden heisst: Hier ist der Schlüssel zu Gesundheit, Vitalität, Wohlbefinden!

Buchhandel / Tredition Verlag Hamburg:

Paperback   ISBN:978-3-7469-6546-8
Hardcover   ISBN 978-3-7469-6547-5
eBook   ISBH 978-3-7469-6548-2
Bestell-Link https://t1p.de/kx87